◎燕京医学流派传承系列丛书◎

# 燕京明医刘清泉临证经验集

主　编　刘清泉

全国百佳图书出版单位
**中国中医药出版社**
·北　京·

**图书在版编目（CIP）数据**

燕京明医刘清泉临证经验集 / 刘清泉主编 . — 北京：
中国中医药出版社，2022.5
（燕京医学流派传承系列丛书）
ISBN 978-7-5132-7516-3

Ⅰ . ①燕…　Ⅱ . ①刘…　Ⅲ . ①中医急症学 — 中医临床 —
经验 — 中国 — 现代　Ⅳ . ① R278

中国版本图书馆 CIP 数据核字（2022）第 050691 号

---

**中国中医药出版社出版**

北京经济技术开发区科创十三街 31 号院二区 8 号楼
邮政编码　100176
传真　010-64405721
保定市西城胶印有限公司印刷
各地新华书店经销

开本 880×1230　1/32　印张 5.75　字数 125 千字
2022 年 5 月第 1 版　2022 年 5 月第 1 次印刷
书号　ISBN 978-7-5132-7516-3

定价　36.00 元
网址　www.cptcm.com

服 务 热 线　010-64405510
购 书 热 线　010-89535836
维 权 打 假　010-64405753

微信服务号　zgzyycbs
微商城网址　https://kdt.im/LIdUGr
官 方 微 博　http://e.weibo.com/cptcm
天猫旗舰店网址　https://zgzyycbs.tmall.com

如有印装质量问题请与本社出版部联系（010-64405510）
版权专有　侵权必究

# 序 言

"燕京医学流派"是以北京地区中医名家为主体融合而成的地域性中医学术流派,尤其是清朝以后,明显的表现为以京城四大名医及其传承人的学术经验为核心,以官廷医学为基础,以家族传承、学院教育、师承教育相结合为特点,以中医为体、西医为用的中西医结合特色。研究、挖掘、整理燕京医家的学术思想对于促进中医药事业的发展,造福人类具有重要意义。

"燕京医学流派"上溯金代,下迄当代,历史跨度800余年。在相当长的历史时期内,燕京医学既形成了鲜明的地域特色,又不断吸纳融汇外地医学创新发展。燕京大地,人杰地灵,名医辈出,他们不仅医术精湛、医德高尚,深得患者信赖,且能广收门徒,著书立说,造就了一大批中医杰出人才。燕京地区的医学流派主要有为皇室及其贵族看病的御医派、传统师承家传模式下形成的师承派、院校教育培养出来的学院派。随着社会的发展和时代的变迁,当今"燕京医学流派"逐步向中西医汇通方向发展,各学术流派的传人大都是熟知现代医学理论的中医大家。

尽管有众多前辈对燕京医学的某一分支做了大量的研究,但是业界对于燕京医学学术特色、代表性医家医著的研究尚缺乏统一性和全局性的共识，对于各流派代表性传承人及传承谱系的梳理也不够全面系统。随着在世的老中医越来越少，关于传承的第一手资料逐渐消失殆尽，对于老专家学术资源的挖掘整理显得尤为紧迫，属于抢救性保护工作。

2019 年，在北京市中医管理局的大力支持下，"燕京流派传承研究项目"立项，由首都医科大学附属北京中医医院具体组织实施。医院领导非常重视该项目，专门成立了"燕京流派创新性传承拳头工程"工作组，由刘清泉院长担任组长、刘东国副院长任副组长，项目办公室设在北京中医医院医务处。同年，医院进行分项目遴选，对入选的分项目展开了专业、专家、专著、技术和药物的研究。同时，医院统一组织各分项目对全国著名中医学术流派进行了实体考察，经过数次会议论证，各分项目逐步形成了研究燕京医学学术流派的思路和方法，燕京医学系列丛书书目申报也相应完成。各燕京医学学术流派研究小组开展了文献检索、实地调查、专家采访、资料整理等工作，在尊重历史、务求真实的基础上对燕京医学的学术特色进行了深度挖掘。

经过一年多的辛勤劳动，凝聚众多编者心血的《燕京医学流派传承系列丛书》终于要与读者见面了。总体上来说，本套丛书具有以下特点：

一、丛书由一整套书籍组成，各分册既可以独立成册，又具有内在关联性。丛书分册由北京中医医院各专科主任负责牵头编写，代表了本专科的最新研究成果和燕京医学的学术特色。

二、丛书资料务求真实。由于时间仓促，在时间维度上，研究范围不能够完全涵盖每个历史时期，尤其是金元以前燕京地区医学的发展情况还有待继续深入研究。

三、丛书内容力求公正。各流派谱系梳理过程中，尽量收集多方资料，保证真实准确，避免闭门造车和门户之见。

四、丛书中借鉴了很多前辈及同行的优秀研究成果，具有兼容并蓄的特点。

本套丛书的编写得到了北京市中医管理局、北京中医药大学、中国中医药出版社等相关单位及领导、专家的大力支持，同时借鉴了很多前辈的研究成果，在此一并表示感谢。由于丛书编写时间紧、任务重，编者都是临床一线医务人员，仓促之中难免瑕疵，敬请同行批评指正。

北京中医医院燕京医学学术流派研究办公室

2021 年 10 月

# 编写说明

刘清泉，主任医师，教授，硕士生导师，国家中医药管理局"岐黄学者"，曾担任东直门医院副院长、急诊科主任，现任首都医科大学附属北京中医医院院长、党委副书记，兼任北京市中医研究所、北京市中药研究所所长。兼任国家中医药管理局急诊重点专科协作组主任委员、中华中医药学会急诊分会主任委员、中华中医药学会医师规范化培训与考核分会主任委员、北京中西医结合学会会长、中国民族医药学会急诊医学分会会长、北京中医药学会副会长等职务。任《中国中西医结合急救杂志》《中国中医急症》《国际病毒学杂志》等杂志编委。

从事医疗、教学及科研工作近30年。主要研究领域为中西医结合防治新发、突发传染病，脓毒症，耐药菌感染，多器官功能障碍综合征，心肺脑复苏等内科急危重症。

曾获全国卫生健康系统新冠肺炎疫情防控工作先进个人、全国中医药应急工作先进个人、全国优秀共产党员、首届中华中医药学会科技之星、首都中医药防治甲流科技攻关贡献奖、首都十大健康卫士、第二届全国百名杰出青年中医、北京市医德楷模、北京首届群众喜爱的中青年名中医等荣誉称号。

本书为刘清泉教授从事中医急诊临床工作近三十年的经验

汇集而成。由外感病、内伤病、危重病三部分组成。所述疾病主要以经义、论治、备用方、医案为切入点。经义重在回溯经典，论治及备用方则为刘清泉教授临证经验的总结，医案选录中所选医案均来自门诊真实病例，不做修饰，完全实录，让读者能切身体悟到临床实际的疗效，以便学习把握刘清泉教授的临证思维。

本书适于临床医师、中医药院校学生阅读使用。

编者

2022 年 3 月

# 目录 ❧

# 第一章  外感病

# 第一节 流 感

流感是由流感病毒感染引起的急性呼吸道传染病。多突然暴发，迅速扩散，造成不同程度的流行。发病具有季节性，我国北方多以秋冬季高发，南方以暑夏、秋冬高发。本病人群普遍易感，主要通过空气飞沫传播，也可通过口腔、鼻腔、眼睛等处黏膜直接或间接接触传播，儿童、老年人、孕产妇易出现危重症。

【经义】

《素问·至真要大论》：夫百病之生也，皆生于风寒暑湿燥火，以之化之变也。

《诸病源候论·温病诸候》：人感乖戾之气而生病，则病气转相染易，乃至灭门。

《温疫论》：夫温疫之为病，非风、非寒、非暑、非湿，乃天地间别有一种异气所感。

【论治】

本病依"条辨"进行论治。"条"为轻症、重症、恢复期，每一条下又分伤寒与温病，温病分春温、风温。

轻型最常见，多突然起病，高热，体温最高可达 39～40℃，可有恶寒、寒战，伴有头痛、全身肌肉酸痛，咳嗽，清鼻涕，或伴咽痛。属于伤寒太阳病或者太阳阳明合病，可选麻黄汤类剂或者麻桂剂，或者麻杏石甘汤剂等。若是兼夹痰浊可加浙贝母、葶苈子、胆南星等清热化痰，肃肺止咳；如高热，恶寒不明显，伴咽痛口渴，鼻塞、浊涕，颜面潮红、球结膜轻度充血等，当为温病中风温或春温，邪在卫气分，辨证选取银翘散、麻杏石甘汤加减；兼见湿毒者，可加大青叶、蒲公英、土茯苓等；部分病例会伴有比较明显的胃肠道症状，如呕吐、腹泻等，可适当选用姜半夏、竹茹、紫苏叶、葛根、黄连等。

重症者会有病毒性肺炎、心肌炎、神经系统损害等，多为伤寒阳明病证、厥阴病证、太阴病证或者温病营血分证，辨证选用白虎汤、承气汤、犀角地黄汤、安宫牛黄丸、清营汤等。

其中甲型 H3N2 流感归属于伤寒，甲型 H1N1、乙型流感归属于温病范畴。

## 【备用方】

1. 银翘散

出自《温病条辨》，主治风热邪气侵袭卫分之证。"太阴风温、温热、温疫、冬温，初起恶风寒者，桂枝汤主之；但热不恶寒而渴者，辛凉平剂银翘散主之。温毒、暑温、湿温、温疟，不在此例"。流感症见发热明显，咽痛口渴，舌红苔薄白或黄，脉浮数。多见于甲型 H1N1 或乙型流感感染。

连翘一两，银花一两，苦桔梗六钱，薄荷六钱，竹叶四钱，生甘草五钱，芥穗四钱，淡豆豉五钱，牛蒡子六钱。

上杵为散，每服六钱，鲜苇根汤煎，香气大出，即取服，勿过煮。肺药取轻清，过煮则味厚而入中焦矣。病重者，约二时一服，日三服，夜一服；轻者三时一服，日二服，夜一服，病不解者，作再服。

2. 麻杏石甘汤

出自《伤寒论·辨太阳病脉证并治》，"发汗后，不可更行桂枝汤，汗出而喘，无大热者，可与麻黄杏仁甘草石膏汤"。症见发热恶寒，有汗或无汗，咳嗽气促，咽痛，舌红苔薄白，脉滑数有力。本方对于温病、伤寒皆可使用，证型为外寒里热证。

麻黄四两，杏仁五十个（去皮尖），甘草二两（炙），石膏半斤（碎，绵裹）。

上四味，以水七升，先煮麻黄，减二升，去白沫，内诸药，煮取三升，去滓。温服一升。

【医案】

患者田某，女，57 岁。主因"右上腹疼痛 3 天，加重伴胸闷气紧 2 天，意识障碍 1 天"于 2009 年 11 月 13 日 20：05 以"甲型 H1N1 流感危重症"收入 ICU。

患者于 3 天前受凉后出现右上腹疼痛，为阵发性游走性疼痛，伴有气促，无发热、咳嗽、咳痰，无恶心、呕吐、黄疸、腹泻、腹胀。院外输液治疗（具体不详）症状无明显好转，2 天前症状加重，伴有胸闷及呼吸困难，活动后明显心累，夜间可平卧，无端坐呼吸，无心前区疼痛，无压榨性疼痛，治疗无明显好转，1 天前出现意识障碍，呼之无反应，无抽搐及大小便失禁，入某院治疗。血气：pH 7.141，二氧化碳分压（$PCO_2$）19.1mmHg，氧分压（$PO_2$）60mmHg，碱剩余（BE）−22mmol/L，$K^+$5.2mmol/L，$SpO_2$92%。血常规：白细胞计数（WBC）22.52×$10^9$/L，中性粒细胞计数（N）93%，血小板（PLT）88×$10^9$/L，血红蛋白（Hb）139g/L。生化：白蛋白 26.7g/L，球蛋白 46g/L，血糖（GLU）42.8mmol/L，尿素氮（BUN）14.12mmol/L，尿酸 630μmol/L，碱性磷酸酶（ALP）224U/L，渗透压 327mmol/L。尿常规：尿酮体（++++），尿糖（++++），血凝正常。

诊断：①高渗性昏迷；②慢性阻塞性肺疾病加重期；③代谢性酸中毒；④高钾血症；⑤低蛋白血症。入院后给予气管插管，呼吸机辅助呼吸，补液治疗，小剂量胰岛素泵入，入院26小时总计输入12500mL，白蛋白20g，尿量4000mL，采咽拭子示甲型H1N1流感病毒核酸检测阳性，现转入我科。

既往支气管炎病史20年，长期使用激素。出现双下肢水肿，有"多食、多饮、多尿"等症状。否认有流感样症状患者及甲型H1N1流感确诊患者接触史。

**体检：** T36.5℃，P102次/分，R21次/分，BP108/68mmHg。血氧饱和度（$SpO_2$）98%，深昏迷，体型肥胖，全身可见多处瘀斑，球结膜高度水肿，左睑结膜出血，双侧瞳孔等大等圆，对光反射灵敏。口唇不绀，颈软，胸膜刺激征阴性。桶状胸，双肺呼吸音对称，双肺满布湿啰音，偶可闻及干鸣音。心率102次/分。腹围100cm，腹部张力增高，全腹无压痛、反跳痛，肝脾未扪及，移动性浊音可疑阳性，肠鸣音3～4次/分，双上肢肘关节以下、下肢膝关节以下凹陷性水肿。

诊断：1. 甲型H1N1流感危重症。

2. 重症肺炎。

3. 糖尿病，糖尿病酮症酸中毒，高渗性昏迷。

4. 慢性阻塞性肺疾病急性加重期，肺源性心脏病，低氧血症。

5. 高钾血症。

6. 低蛋白血症。

**治疗：** 内科疾病护理常规、传染病护理常规，奥司他韦抗病毒，头孢曲松、左氧氟沙星抗感染，有创呼吸机通气，支持对症处理。

### 2009-11-13 21：30 中医初次会诊

昏迷状态，面色青黄，体型肥胖，四末不温，全身可见多处瘀斑，球结膜高度水肿，左睑结膜及球结膜出血，口唇无发绀。脉沉促、重按乏力；因有创呼吸机通气，无法诊视舌苔。中医辨证属气虚血瘀，治宜大补元气，活血化瘀。

**方一**：静脉用生脉注射液、血必净注射液。

**方二**：生脉散和桃红四物汤加减。

生晒参 20g，麦冬 20g，炙黄芪 60g，丹参 30g，赤芍 20g，川红花 10g，当归 20g，川芎 10g，茯苓 20g，炙甘草 10g。2 剂，水煎服，每次 200mL，q4h。

**方三**：生晒参 30g，麦冬 20g。2 剂，浓煎频服，每日 1 剂，每次 100mL，q4h。

### 2009-11-14 7：30 二诊

浅昏迷，对疼痛有反应，全身可见多处瘀斑，球结膜高度水肿，左睑结膜及球结膜出血，双侧瞳孔等大等圆，对光反射灵敏。口唇无发绀，肠鸣音 3～4 次/分，双上肢、下肢膝关节以下凹陷性水肿，肢端温暖。血糖 7.6mmol/L。

病情稍有转机，继续静脉注射生脉注射液、血必净注射液和中药汤剂鼻饲。

### 2009-11-15 12：30 三诊

患者神清，面见血色，颧部见毛细血管扩张，体型肥胖，瘀斑未见增加，球结膜高度水肿，左睑结膜及球结膜出血，口唇无发绀。左脉如常，右脉关以上弦滑；因有创呼吸机通气，无法诊视舌苔。T36.9℃，P76 次/分，R17 次/分，血压（BP）123/75mmHg，SpO$_2$98%。

证象渐缓，治如前法。生脉散合桃红四物汤加减：生晒参20g，麦冬20g，炙黄芪60g，丹参30g，赤芍20g，红花10g，当归20g，川芎10g，茯苓20g，炙甘草10g。2剂水煎服，每次200mL，q4h。

患者于16日脱机，7天后出院。

# 第二节　肺毒疫

　　肺毒疫即西医诊断的传染性非典型肺炎（SARS），是一种以近距离飞沫传播或接触患者呼吸道分泌物传播为主的暴发性传染病，具有起病急、传播快、人群普遍易感和病死率较高等特点。以发热为首要症状，体温一般大于38℃，轻者一般伴有头痛、关节肌肉酸痛、乏力、干咳、胸痛、腹泻、鼻塞流涕等症状，胸部X线可见肺部阴影，外周白细胞降低，重者易出现急性呼吸窘迫综合征（ARDS），甚至导致死亡。

【经义】

　　《素问·刺法论》：黄帝曰：余闻五疫之至，皆相染易，无问大小，病状相似。不施救疗，如何可得不相移易者？岐伯曰：不相染者，正气存内，邪不可干，避其毒气，天牝从来，复得其往，气出于脑，即不邪干。

　　《素问·本病论》：民病温疫早发，咽嗌乃干，四肢满，肢节皆痛。

　　《吴医汇讲》：疫皆热毒，肺金所畏，每见此症之身热，先有憎寒，肺先病也；继而充斥三焦，或有径入心胞者。

【论治】

　　肺毒疫病分为早期、进展期、恢复期。

1. 早期

可分为疫毒犯肺证和疫毒壅肺证。

（1）疫毒犯肺证：初起发热，或有恶寒、头痛、身痛、肢困、干咳少痰，或有咽痛，乏力，气短，口干等，察其舌脉可见舌苔白，或黄，或腻，脉滑数。方剂可选用银翘散及三仁汤加减，常用药为金银花、连翘、黄芩、柴胡、青蒿、白豆蔻、杏仁、生薏苡仁、沙参、芦根。"温邪上受，首先犯肺"，"肺合皮毛而主气，故云在表"，故选用银翘散辛凉解表，取《素问·至真要大论》中"风淫于内，治以辛凉，佐以苦，以甘缓之，以辛散之"之意。三仁汤是治疗湿温初起、邪在气分、湿重于热的常用方剂，在《温热经纬》中云："太阴内伤，湿饮停聚，客邪再至，内外相引，故病湿热"，用三仁汤宣上、畅中、渗下，三焦分消的配伍特点，气畅湿行，三焦通畅，暑解热清。上方若无汗者加薄荷，热甚者加生石膏、知母，苔腻甚者加藿香、佩兰，腹泻者加黄连、炮姜，恶心呕吐者加制半夏、竹茹。

（2）疫毒壅肺证：高热，汗出热不解，咳嗽少痰，胸闷气促，腹泻，恶心呕吐，或脘腹胀满，或便秘，或便溏不爽，口干不欲饮，气短，乏力，甚则烦躁不安，舌红或绛，苔黄腻，脉滑数，方用麻杏石甘汤加减，常用药为生石膏、知母、炙麻黄、金银花、杏仁、生薏苡仁、浙贝母、太子参、生甘草。麻杏石甘汤是张仲景治疗"汗出而喘"的主方，在临床上治疗外感寒邪、温邪上受等原因导致的肺气郁热的病证。方中麻黄开表散寒，使肺热得以外透，石膏寒能清热，辛能散热。杏仁配合麻黄宣肺平喘，甘草调和诸药。烦躁、舌绛口干，有热入心营之势者加生地黄、赤芍、牡丹皮；气短、乏力、口干重者去太子参，加西洋参；恶心呕吐者加制半夏；便秘者加全瓜蒌、生大黄；脘腹胀满、便溏不爽者加焦槟榔、木香。

2. 进展期

可分为肺闭喘憋证和内闭外脱证。

（1）肺闭喘憋证：见高热不退或开始减退，呼吸困难、憋气胸闷，喘息气促，或有干咳、少痰、痰中带血；气短，疲乏无力；口唇紫暗，舌红或暗红，苔黄腻，脉滑，方用葶苈大枣泻肺汤合桑白皮汤加减，常用药物为葶苈子、桑白皮、黄芩、郁金、全瓜蒌、蚕沙、萆薢、丹参、败酱草、西洋参、大枣。肺主气，为出入之路，外邪闭肺，喘憋甚重，用葶苈子泄肺气以开之，大枣补脾土以纳之；用桑白皮清肺降气化痰。气短疲乏喘重者加山茱萸；脘腹胀满、纳差者加厚朴、麦芽；口唇发绀者加三七、益母草。

（2）内闭外脱证：证见呼吸窘迫、憋气喘促、呼多吸少，语声低微，躁扰不安，甚则神昏，汗出肢冷，口唇紫暗，舌暗红，苔黄腻，脉沉细欲绝，方用参附汤加减，益气敛阴，回阳固脱，化浊开闭，常用药物为红参、炮附子、山茱萸、麦冬、郁金、三七。神昏者上方送服安宫牛黄丸，冷汗淋漓者加煅龙牡，肢冷者加桂枝、干姜，喉间痰鸣者加用猴枣散。

3. 恢复期

证见胸闷、气短，神疲乏力，动则气喘；或见咳嗽，自觉发热或低热，自汗，焦虑不安，失眠、纳呆，口干咽燥，舌红少津，舌苔黄或腻，脉象多见沉细无力，方用沙参麦冬汤加减，常用药物有党参、沙参、麦冬、生地黄、赤芍、紫菀、浙贝母、麦芽。外邪已去，但伤及气阴，用沙参麦冬汤益气滋阴。气短气喘较重、舌暗者加三七、五味子、山茱萸，自觉发热或心中烦热、舌暗者加青蒿、山栀、牡丹皮，大便偏溏者加茯苓、白术，焦虑不安者加醋柴胡、香附，失眠者加炒枣仁、远志。

## 【备用方】

### 1. 银翘散

本方见第一章第一节。

### 2. 三仁汤

本方亦出自《温病条辨》，原文云："头痛恶寒，身重疼痛，舌白不渴，脉弦细而濡，面色淡黄，胸闷不饥，午后身热，状若阴虚，病难速已，名曰湿温。汗之则神昏耳聋，甚则目瞑不欲言，下之则洞泄，润之则病深不解，长夏深秋冬日同法，三仁汤主之。"是治疗湿温的代表方，在肺毒疫早期证见发热，或有恶寒、头痛、身痛、肢困等，舌苔白，或黄，或腻，脉弦细而濡，可用此方。

杏仁五钱，飞滑石六钱，白通草二钱，白蔻仁二钱，竹叶二钱，厚朴二钱，生薏仁六钱，半夏五钱。甘澜水八碗，煮取三碗，每服一碗，日三服。

### 3. 葶苈大枣泻肺汤

本方出自《金匮要略·肺痿肺痈咳嗽上气病脉证治》，原文云："肺痈喘不得卧，葶苈大枣泻肺汤主之"，"支饮不得息，葶苈大枣泻肺汤主之"，是泻肺降气、祛痰平喘、利水消肿的重要方剂。《绛雪园古方选注》言："葶苈泄水下行，与甘相反，妙在大枣甘而泄中气，故用其甘以载引葶苈上行，泻肺用其泄，仍可任葶苈之性下行利水。不过藉枣之甘，逗留于上，而成泄肺之功，犹桔梗藉甘草为舟楫也。"在肺毒疫进展期，若表现为呼吸困难，憋气胸闷，喘息气促，难以平卧，口唇紫暗或伴有水肿，可用此方。

葶苈（熬令黄色，捣丸如弹子大），大枣十二枚。

上先以水三升，煮枣取二升，去枣内葶苈，煮取一升，顿服。

### 4. 桑白皮汤

本方出自《景岳全书》，原文言其治疗"肺气有余，火炎痰盛作喘"，是治疗痰热郁肺的重要方剂，在肺毒疫进展期，若表现为喘咳气涌，胸部胀痛，痰黄黏稠，舌红，苔黄，可用此方。

桑白皮八分，半夏八分，苏子八分，杏仁八分，贝母八分，山栀八分，黄芩八分，黄连八分。水二盅，姜三片，煎八分，温服。

### 5. 参附汤

参附汤出自《重订严氏济生方》，原文记载："治真阳不足，上气喘急，自汗盗汗，气虚头晕，但是阳虚气弱之证，并宜服之"，是治疗心肾阳虚的救急方，若表现为喘逆甚剧，张口抬肩，稍动喘脱欲绝，肢厥，面青唇紫，汗出淋漓，舌暗红，苔黄腻，脉沉细欲绝，可用此方。

人参半两，附子（炮，去脐）一两。

上哎咀，分作三服，水一盏，生姜十片，煎至八分，去滓，食前温服。

### 6. 沙参麦冬汤

沙参麦冬汤出自《温病条辨》，原书记载："燥伤肺胃阴分，或热或咳者，沙参麦冬汤主之"，是清代吴鞠通为温病后期燥伤肺胃阴分而创立，是清养肺胃、生津润燥的代表方剂。刘教授常用麦门冬汤加北沙参取代此方，增强益气作用，在肺毒疫恢复期可用此方。

沙参三钱，玉竹二钱，生甘草一钱，冬桑叶一钱五分，麦冬三钱，生扁豆一钱五分，花粉一钱五分。

刘教授常用沙参麦冬汤加减方：北沙参 30g，麦门冬 15g，党参 15g，清半夏 15g，生姜 15g，大枣 12g，炙甘草 15g。

# 第三节 手足口病

手足口病是由肠道病毒引起的急性传染病，夏秋季节多见。多发生于 10 岁以下的婴幼儿，临床表现以手、足、口腔等部位的皮疹、疱疹、溃疡为主。部分病例会累及中枢神经系统，极少数病例病情危重，可致死亡，存活病例可留有后遗症。

【经义】

《活幼新书·明本论·疮疹二十六》：疹毒乃天行气运变迁之使然，亦随天地乖戾之气而受病，故曰时气。

《温热经纬》：湿热证，三四日即口噤，四肢牵引拘急，甚则角弓反张，此湿热侵入经络脉隧中。

【论治】

本病以轻症与重症分别诊治。

轻症者多见发热、咽痛、腹泻、手足口疱疹等。主要是因湿热邪毒侵袭肺脾，肺失宣肃，故发热、咳嗽、咽痛等，脾胃受损，会有腹泻、呕吐等症；脾在外开窍于口，主四肢肌肉，邪毒熏壅肺脾，外透肌表为疹为疱。方选银翘三仁汤加减，毒热较重者，可加大青叶、野菊花、蒲公英等清热解毒之药。

手足口病并发中枢神经系统感染的重症，以"风、湿、热"为主要证候学特征。临床症状主要为发热、头痛、呕吐、颈部僵硬、易烦躁、易惊等。中医认为脾主肌肉，肝主筋，外湿与内湿相合，湿困脾土，壅滞经脉，阻滞经络，气机失畅，土壅木郁，肝血难于外达，筋脉失于濡养，故易出现拘挛抽搐而见惊风表现。核心病机是"湿热动风"，治疗主要以清热解毒、镇惊息风为法。方选风引汤加减。

【备用方】

1. 银翘三仁汤

金银花、连翘、牛蒡子、桔梗、豆蔻、杏仁、薏苡仁、淡竹叶、淡豆豉、厚朴、滑石、僵蚕、甘草。

本方以"宣、透、清"为主，宣肺解表，利湿解毒，又遵叶天士"在表初用辛凉轻剂"，忌解表过于耗散、清热过于苦寒、祛湿过于温燥，给邪以出路，又不过分伤损脾胃。其中金银花、连翘、杏仁、豆蔻、薏苡仁为君，淡豆豉、牛蒡子、淡竹叶、滑石为臣，僵蚕、桔梗、厚朴为佐，甘草为使。对本病初起，邪犯肺脾尤为适宜。

2. 风引汤

本方出自《金匮要略·中风历节病脉证并治》，"风引汤，除热瘫痫"。方中以大黄、石膏、寒水石、滑石通腹泻火，清化伏热；赤石脂、白石脂、紫石英、生牡蛎平肝息风，潜阳下行；生龙骨镇静安神；大黄涤实热；甘草、干姜和中补土，制诸石之寒凉；桂枝通阳，干姜回阳，二者强心通脉，祛邪中予以扶正，防止正气衰败。全方配伍，攻不伤正，清不伤阳，降热、清热、镇静安神，通涩兼顾，寒温并用，辛散与收敛同施，既能辛散邪气，又能顾护正气，对手足口病重症出现抽搐、神昏、高热尤为适宜。

大黄四两，干姜四两，龙骨四两，桂枝三两，甘草二两，牡蛎二两，寒水石六两，滑石六两，赤石脂六两，白石脂六两，紫石英六两，石膏六两。

上十二味，以粗筛，以韦囊盛之，取三指撮，井花水三升，煮三沸，温服一升。

# 第四节 登革热

登革热是由登革病毒引起的急性传染病，主要通过埃及伊蚊或白纹伊蚊叮咬传播，潜伏期一般为 1 ～ 14 天。临床分为发热期、极期、恢复期，主要表现为高热，头痛，肌肉、骨关节剧烈酸痛，皮疹出血，或有腹部剧痛，持续呕吐。无疫苗、伊蚊传播以及疾病潜伏期是本病难以有效控制的关键因素，传变迅速、严重出血、休克、严重器官损害成为本病治疗的难点。

【经义】

《疫疹一得》：若暑热疫毒，邪伏于胃或热灼营血者，症见壮热烦躁，头痛如劈，腹痛泄泻，或见衄血、发癍、神志昏迷，舌绛苔焦等。

《温热论》：营分受热，则血液受劫，心神不安，夜甚无寐，或斑点隐隐，即撤去气药。如从风热陷入者，用犀角、竹叶之属；如从湿热陷入者，用犀角、花露之品。参入凉血清热方中。若加烦躁、大便不通，金汁亦可加入。老年及平素有寒者，以人中黄代之，急速透斑为要……若夹斑带疹，皆是邪之不一，各随其部而泄。然斑属血者恒多，疹属气者不少。斑疹皆是邪气外露之象，发出宜神情清爽，方为外解里和之意。如斑疹出而昏者，正不胜邪，内陷为患，或胃津内涸之故。

## 【论治】

登革热分为发热期、极期、恢复期。

### 1. 发热期

本期多表现为卫气同病，如发热恶寒，无汗，乏力、倦怠，头痛，肌肉酸痛，口渴，多伴恶心、干呕、纳差、腹泻，可见出血性皮疹，察之舌脉可见舌红，苔腻或厚，脉濡滑数，皆为湿热郁遏之证。方剂可选用甘露消毒丹、达原饮。叶桂善用甘露消毒丹治疗时毒疠气，湿热在气分，湿热并重，发热目黄，丹疹，泄泻者。方中重用滑石、黄芩、茵陈，滑石清解暑热，利水通淋，黄芩清热燥湿，泻火解毒，茵陈清利湿热，三药相合可清热解毒祛湿，配合醒脾和中之品，全方达到三焦分消的目的。王士雄《温热经纬》卷 5 中记载："此治湿温时疫之主方也……温湿蒸腾，更加烈日之暑，铄石流金，人在气交之中，口鼻吸受其气，留而不去，乃成湿温疫疠之病，而为发热倦怠，胸闷腹胀，肢酸咽肿，斑疹身黄，颐肿口渴，溺赤便闭，吐泻疟痢，淋浊疮疡等证。但看患者舌苔淡白，或厚腻，或干黄者，是暑湿热疫之邪尚在气分，悉以此丹治之立效，并主水土不服诸病。"

### 2. 极期

本期表现为热毒内结，扰营动血，如热退或发热迁延，烦躁不寐，口渴，可见鲜红色出血样皮疹，多伴鼻衄，或牙龈出血、咯血、便血、尿血、阴道出血，察之舌脉可见舌红，苔黄欠津，脉洪大或沉细滑数，为毒瘀交结，扰营动血之证。方剂可选用清瘟败毒饮。余师愚在《疫疹一得》中记载："一切火热，表里俱盛，狂躁烦心。口干咽痛，大热干呕，错语不眠，吐血衄血，热盛发斑。不论始终，以此为主。"此方是治疗气血两燔证的代表方剂，亦是大寒之剂。

登革热极期亦可表现为热毒伤阳，气不摄血，如热退，乏力倦怠，皮疹隐隐，或见暗色瘀斑，或无皮疹，多伴鼻衄，或牙龈出血、咯血、便血、尿血等，察之舌脉可见舌暗苔腻，脉细弱无力，为暑湿伤阳，气不摄血之证。方剂选用附子理中汤合黄土汤。张仲景在《伤寒论·辨阴阳易差后劳复病脉证并治》第 396 条中提到："大病瘥后，喜唾，久不了了，胸上有寒，当以丸药温之，宜理中丸。"暑湿伤阳，在理中丸的基础上加用附子，温中助阳，补气健脾。《金匮要略·惊悸吐衄下血胸满瘀血病脉证治》载："下血，先便后血，此远血也，黄土汤主之。"脾虚气寒，不能统血，重用灶心黄土燥湿达木，补中摄血，两方合用以温阳、益气、摄血。

3. 恢复期

恢复期常表现为乏力倦怠，恶心，纳差，口渴，大便不调，多见皮疹瘙痒，察之舌淡红，苔白腻，脉虚数，为余邪未尽，气阴两伤之证。方用竹叶石膏汤合生脉饮，两方合用清热化湿，健脾和胃。

登革热起病急，传变迅速，在治疗中要从整体把握，要注重清热解毒，兼以祛湿扶正。

【备用方】

1. 甘露消毒丹

本方为《医效秘传》之方，原文云："时毒疬气，必应司天。癸丑太阴湿土气化运行，后天太阳寒水，湿寒合德，挟中运之火，流行气交，阳光不治，疫气乃行。故凡人之脾胃虚者，乃应其厉气，邪从口鼻皮毛而入。病从湿化者，发热目黄，胸满，丹疹，泄泻。当察其舌色，或淡白，或舌心干焦者，湿邪犹在气分，用甘露消毒丹治之。"此方用于湿热并重、疫毒上攻之证，全方可有三焦分消之功，在登革热发热期治疗可使用此方。

飞滑石十五两，淡芩十两，茵陈十一两，藿香四两，连翘四两，石菖蒲六两，白蔻四两，薄荷四两，木通五两，射干四两，川贝母五两，神曲糊为末，成丹。

2. 达原饮

本方出自《温疫论》，"温疫初起，先憎寒而后发热，日后但热而无憎寒也。初得之二三日，其脉不浮不沉而数，昼夜发热，日晡益甚，头疼身痛。其时邪在伏脊之前，肠胃之后，虽有头疼身痛，此邪热浮越于经，不可认为伤寒表证，辄用麻黄桂枝之类强发其汗。此邪不在经，汗之徒伤表气，热亦不减。又不可下，此邪不在里，下之徒伤胃气，其渴愈甚。宜达原饮"。本方是治疗瘟疫秽浊之毒、邪伏膜原之方，吴又可指出槟榔除岭南瘴气，厚朴破戾气，草果除伏邪，三味协力直达其巢穴，使邪气溃败，速离膜原，本方可与其他清热解毒方合用，用于登革热治疗。

槟榔二钱，厚朴一钱，草果仁五分，知母一钱，芍药一钱，黄芩一钱，甘草五分。

上用水二钟，煎八分，午后温服。

3. 清瘟败毒饮

本方出自余师愚《疫疹一得》，"一切火热，表里俱盛，狂躁烦心。口干咽痛，大热干呕，错语不眠，吐血衄血，热盛发斑。不论始终，以此为主"。此方是治疗疫疹之方，登革热极期热毒内结，在营扰血，发热，烦躁不寐，口渴，鲜红色出血样皮疹，可用此方治疗。

生石膏（大剂六两至八两，中剂二两至四两，小剂八钱至一两二钱），小生地（大剂六钱至一两，中剂三钱至五钱，小剂二钱至四钱），乌犀角（用代用品）（大剂六钱至八钱，中剂三钱至四钱，小剂二钱至四钱），真川连（大剂六钱至四钱，中剂二钱至四钱，小剂一钱至一钱半），生栀子，桔梗，黄芩，知母，赤芍，玄参，连翘，竹叶，甘草，丹皮。

若热毒明显者，可加大生石膏、生地黄、犀角（用代用品）及黄连的用量。

### 4. 附子理中汤

本方出自《重订通俗伤寒论》，此理中汤之变方，治脾胃阳虚或阳虚失血证，登革热极期出现暑湿伤阳，气不摄血，表现为热退或发热迁延，乏力倦怠，皮疹隐隐，鼻衄、牙龈出血、便血可用此方。

人参三两，白术三两，干姜三两，炙甘草三两，附子一枚。

汤法，以五物，依两数切，用水八升，煮取三升，去滓，温服一升，日三服。

### 5. 黄土汤

本方出自《金匮要略·惊悸吐衄下血胸满瘀血病脉证并治》，为治疗下血远血之方，登革热出血症状明显时可用此方。

甘草、干地黄、白术、附子（炮）、阿胶、黄芩各三两，灶中黄土半斤。

上七味，以水八升，煮取三升，分温二服。

### 6. 竹叶石膏汤

本方出自《伤寒论》，为治疗正虚邪恋之方，登革热恢复期，热毒未全清，正气虚可用此方。

竹叶二把，石膏一斤，半夏半升（洗），麦门冬一升（去心），人参二两，甘草二两（炙），粳米半斤。

上七味，以水一斗，煮取六升，去滓，内粳米，煮米熟，汤成，去米，温服一升，日三服。

# 第五节 乙 脑

流行性乙型脑炎简称乙脑，是由乙型脑炎病毒引起的以脑实质炎症为主要病变的急性传染病。临床表现以高热、意识障碍、抽搐等为主。病死率高，部分病例可留有严重后遗症。以夏秋季发病最多，属于中医学"温病"范畴。

【经义】

《素问·至真要大论》：厥阴在泉，客胜则大关节不利，内为痉强拘瘛，外为不便。

《金匮要略·痉湿暍病脉证治》：病者，身热足寒，颈项强急，恶寒，时头热，面赤目赤，独头动摇，卒口噤，背反张者，痉病也。

《诸病源候论·风痉候》：风痉者，口噤不开，背强而直，如发痫之状。其重者，耳中策策痛；卒然身体痉直者，死也。

【论治】

1. 急性发作期

本病急性期以卫气营血进行演变，辨证也以卫气营血进行。初期主要以卫气分证为主。临床见高热头痛，口渴，面红目赤，嗜睡半昏，项僵烦躁，轻度痉厥，苔黄腻等，以高热、抽搐为主，选用犀角地黄汤合羚角钩藤汤加减；病情进一步发展，进入营血分，出现高热不退，深度昏迷，强烈抽搐，痉厥，甚则角弓反张，全身僵直，目合口开，呼吸气粗，痰声辘辘等症，即"热、瘫、抽"为主者，以风引汤为主；若神昏为主选用安宫牛黄丸。

2.恢复期

若余热未清，气阴不足，宜滋阴清热，方选沙参麦冬汤为主；若伤阴后虚风内动，宜滋养肝肾，育阴潜阳，治以大定风珠为主；若瘀阻经络，经脉失养，宜活血通络，用礞石滚痰丸合血府逐瘀汤。

【备用方】

1.羚角钩藤汤

本方出自《通俗伤寒论》，方中以羚羊角、钩藤清热凉肝，息风止痉，共为君药；桑叶、菊花清热息风，为臣药；白芍、生地黄、甘草养阴增液以柔肝舒筋，竹茹、贝母清热除痰，茯神宁心安神，均为佐药；甘草调和诸药，兼以为使。全方共奏平肝息风、清热止痉之效。乙脑抽搐神昏，项僵、面赤发热者可以选用。

羚角片一钱半（先煎），双钩藤三钱，后入霜桑叶二钱，滁菊花、生白芍、茯神木各三钱，鲜生地五钱，川贝母四钱去心，淡竹茹鲜刮，与羚羊角先煎代水五钱，生甘草八分。水煎服。

2.风引汤

本方见第一章第三节。

# 第六节 小儿病毒性腹泻

小儿病毒感染性腹泻又称为病毒性肠胃炎，是由肠道内病毒感染所引起的一组急性肠道传染病。最常见的感染病毒为轮状病毒和诺如病毒。中医统称为泄泻。临床表现主要为大便次数增多、水样泻、腹痛、呕吐，伴或不伴有发热恶寒咳嗽等症。重者会因腹泻脱水而出现酸中毒及电解质紊乱，因此早期积极防治本病很关键。

【经义】

《幼幼集成·泄泻证治》：夫泄泻之本，无不由于脾胃。盖胃为水谷之海，而脾主运化，使脾健胃和，则水谷腐化，而为气血以行荣卫。若饮食失节，寒温不调，以致脾胃受伤，则水反为湿，谷反为滞，精华之气，不能输化，乃致合污下降，而泄泻作矣。

《诸病源候论·霍乱候》：小儿肠胃嫩弱，因解脱逢风冷，乳哺不消，而变吐痢也。

【论治】

本病根据不同病原类型分别论治。

1. 轮状病毒感染

多见肠鸣腹痛、泻下清水，或恶心呕吐，或伴恶寒发热、鼻流清涕等，察之舌脉可见舌淡，苔薄白，脉浮紧，指纹淡红。

辨证属于寒湿证，主要以"利小便以实大便"法为主，选苍苓汤加银花炭，外治法可用针刺四缝穴。本病若是控制不及时，出现小便少或无，烦躁或精神萎靡，皮肤弹性差，囟门凹陷，眼窝凹陷，啼哭无泪等厥脱症时，选参附汤加减。

2. 诺如病毒感染

多见大便日数十次，腥臭明显，可伴发热烦躁，面赤口渴，舌红苔黄腻，脉滑数，属于湿热证，选用葛根芩连汤加减。

## 【备用方】

1. 苍苓汤

本方出自《治验百病良方》。方中苍术燥湿运脾；茯苓、薏苡仁渗湿健脾；砂仁醒脾行气；枳壳行气消滞使湿去脾健，气和滞消。合而用之，共奏燥湿运脾、行气化滞之功。对于轮状病毒腹泻次数多，稀水样便者适宜。

苍术、茯苓、苡仁、枳壳各 10g，砂仁 2g（杵后下）。

水煎服。每日 1 剂，日服 3 次或频服。

2. 葛根芩连汤

本方出自《伤寒论·辨太阳病脉证并治》，"太阳病，桂枝证，医反下之，利遂下止。脉促者，表未解也；喘而汗出，葛根黄芩黄连汤主之"。本方常作为湿热痢的基本方，黄芩、黄连清热燥湿止泻，葛根益气生津，甘草调和诸药。对于大便腥臭，日数次，烦躁，甚则口渴，舌红苔黄腻，脉数者适宜。

葛根半斤，甘草（炙）二两，黄芩三两，黄连三两。

上四味，以水八升，先煮葛根，减两升，内诸药，煮取二升，去滓，分温再服。

# 第七节 感 冒

感冒即西医诊断的普通感冒、流行性感冒及其他上呼吸道感染而表现感冒证候者。由于本书中流行性感冒作为单独章节阐述，该节主要讲述普通感冒的中医证治。普通感冒是最常见的急性呼吸道感染性疾病，大部分是由病毒引起的，最常见的病原体为鼻病毒。临床主要表现为鼻塞、流涕、喷嚏、咽痛，以及恶寒、发热、咳嗽等一系列症状，起病较急，四时皆可见，以冬春季节为多见。普通感冒本病为自限性疾病，患者一般不予重视，但普通感冒易合并细菌感染，导致病情加重迁延并可产生严重的并发症，甚至威胁患者生命。

【经义】

《素问·骨空论》：余闻风者百病之始也……风从外入，令人振寒，汗出头痛，身重恶寒。

《伤寒论·辨太阳病脉证并治》：太阳之为病，脉浮，头项强痛而恶寒。太阳病，发热，汗出，恶风，脉缓者，名为中风。太阳病，或已发热，或未发热，必恶寒，体痛，呕逆，脉阴阳俱紧者，名曰伤寒。

《仁斋直指方·诸风》：感冒风邪，发热头痛，咳嗽声重，涕唾稠黏。

《诸病源候论·时气病诸候》：时行病者，是春时应暖而反寒，夏时应热而反冷，秋时应凉而反热，冬时应寒而反温，非其时而有其气，是以一岁之中，病无长少，率相似者，此则时行之气也。

【论治】

感冒首辨寒热。二者均有恶寒、发热、鼻塞、流涕、头身疼痛等症，但风寒证恶寒重发热轻，无汗，鼻流清涕，口不渴，舌苔薄白，脉浮或浮紧；风热证发热重恶寒轻，有汗，鼻流浊涕，口渴，舌苔薄黄，脉浮数。《丹溪心法·中寒》记载："伤风属肺者多，宜辛温或辛凉之剂散之"，故感冒多用辛散之味。风寒感冒方可选用荆防败毒散，其治疗疮肿初起，解表散寒之效突出。风热感冒方可选用辛凉轻剂之桑菊饮或辛凉平剂之银翘散，亦可选用麻黄汤、麻杏石甘汤。《温病条辨》曰："太阴风温、温热、温疫、冬温，初期恶风寒者，桂枝汤主之。但热不恶寒而渴者，辛凉平剂银翘散主之。"可见银翘散有辛散清热之效。

感冒还需辨虚实。感冒实证者，症状较明显，易趋康复。感冒虚证，缠绵不已，经久不愈或反复感冒。虚证在临床上可分为气虚、阴虚。气虚感冒者，兼有倦怠乏力，气短懒言，身痛无汗，或恶寒甚，咳嗽无力，脉浮弱等症。阴虚感冒者，兼有身微热，手足心发热，心烦口干，少汗，干咳少痰，舌红，脉细数。《类证治裁·伤风》载："唯其人卫气有疏密，感冒有浅深，故见症有轻重……凡体实者，春夏治以辛凉，秋冬治以辛温，解其肌表，风从汗散；体虚者，固其卫气，兼解风邪，恐专行发散，汗多亡阳也。"指出实者可以辛散，而虚者切勿辛散，发汗之力不可过，恐其亡阳。《证治汇补·伤风》载："如虚人伤风，屡感屡发，形气病气俱虚者，又当补中，佐以和解，倘专泥发散，恐脾气益虚，腠理益疏，邪乘虚入，病反增剧也。"也表明虚者不可专注于发散，应予补中之剂以治之。

感冒初期虽为轻症，还应慎辨明虚实寒热及其兼夹，分证论治，避免失治误治而致其传变。

**【备用方】**

1. *麻黄汤*

本方出自张仲景《伤寒论·辨太阳病脉证并治》："太阳病，头痛发热，身疼腰痛，骨节疼痛，恶风，无汗而喘者，麻黄汤主之。"症见恶寒发热，头身疼痛，无汗而喘，舌苔薄白，脉浮紧可用本方。

麻黄三两（去节），桂枝二两（去皮），甘草一两（炙），杏仁七十个（汤去皮尖）。

上四味，以水九升，先煮麻黄，减二升，去上沫，内诸药，煮取二升半，去滓，温服八合，覆取微似汗，不须啜粥，余如桂枝法将息。

2. *桂枝汤*

本方出自张仲景《伤寒论·辨太阳病脉证并治》："太阳中风，阳浮而阴弱，阳浮者，热自发；阴弱者，汗自出。啬啬恶寒，淅淅恶风，翕翕发热，鼻鸣干呕者，桂枝汤主之。""太阳病，头痛发热，汗出恶风者，桂枝汤主之。""病人脏无他病，时发热，自汗出，而不愈者，此卫气不和也。先其时发汗则愈，宜桂枝汤。"症见发热恶风，头痛项强，身痛有汗，鼻鸣干呕，苔白不渴，脉浮缓或浮弱可用本方。

桂枝三两（去皮），芍药三两，甘草二两（炙），生姜三两（切），大枣十二枚（擘）。

上五味，㕮咀三味，以水七升，微火煮取三升，去滓，适寒温，服一升。服已须臾，啜热稀粥一升余，以助药力，温覆令一时许，遍身漐漐微似有汗者益佳，不可令如水流漓，病必不除。若一服汗出病差，停后服，不必尽剂；若不汗，更服，依前法；又不汗，后服小促其间，半日许，令三服尽。若病重者，一日一夜服，周时观之。服一剂尽，病证犹在者，更作服；若汗不出，乃服至二三剂。禁生冷、黏滑、肉面、五辛、酒酪、臭恶等物。

3. 麻杏石甘汤

本方见第一章第一节。

4. 大青龙汤

本方出自张仲景《伤寒论·辨太阳病脉证并治》："太阳中风，脉浮紧，发热恶寒，身疼痛，不汗出而烦躁者，大青龙汤主之。若脉微弱，汗出恶风者，不可服之，服之则厥逆，筋惕肉瞤，此为逆也。"

麻黄六两，桂枝、甘草各二两，杏仁四十枚，石膏鸡子大，生姜三两，大枣十二枚。

上七味，以水九升，先煮麻黄，减二升，去上沫，内诸药，煮取三升，去滓，温服一升。取微似汗。汗出多者，温粉扑之。一服汗者，停后服。若复服，汗多亡阳，遂虚。恶风烦躁，不得眠也。

5. 荆防败毒散

本方出自明代张时彻《摄生众妙方》，治疗疮肿初起。症见鼻塞，流清涕，恶寒，肢体酸楚，甚则酸痛，舌苔薄白，脉浮或浮紧，可用本方辛温解表，宣肺散寒。

羌活、独活、柴胡、前胡、枳壳、茯苓、防风、荆芥、桔梗、川芎各一钱五分，甘草五分。

上用水一钟半，煎至八分，温服。

表寒重者，加炙麻黄、桂枝；鼻塞流涕重者，可加辛夷、苍耳子；头项强痛，加白芷、葛根；周身酸楚甚至酸痛，加独活；风寒夹湿而头胀痛、肢体酸重者，加苍术、藁本、薏苡仁；内有痰湿而胸闷、舌苔白厚腻者，加半夏、陈皮、茯苓。

6. 银翘散

本方见第一章第一节。

7. 桑菊饮

本方出自《温病条辨》："太阴风温，但咳，身不甚热，微渴者，辛凉轻剂桑菊饮主之。"症见发热，恶风，咽干甚则咽痛，舌尖红，舌苔薄白干或薄黄，脉浮或浮数者可用本方。

杏仁二钱，连翘一钱五分，薄荷八分，桑叶二钱五分，菊花一钱，桔梗二钱，甘草八分，苇根二钱。

水二杯，煮取一杯，日二服。

8. 藿香正气散

本方出自《太平惠民和剂局方》，主治外感风寒，内伤湿滞，症见发热恶寒，头痛，胸膈满闷，脘腹疼痛，恶心呕吐，肠鸣泄泻，舌苔白腻等可用本方。

大腹皮、白芷、紫苏、茯苓（去皮）各一两，半夏曲、白术、陈皮（去白）、厚朴（去粗皮，姜汁炙）、苦桔梗各二两，藿香（去土）三两，甘草（炙）二两半。

上为细末，每服二钱，水一盏，生姜三片，大枣一枚，同煎至七分，热服，如欲出汗，衣被盖，再煎并服。

【医案】

王某，男，42岁。发热并咳嗽2周，加重3天。经抗生素治疗 2 周后症未见缓，而咳喘反甚，身热不退，但不恶寒，大汗出，呼吸气促，咳少量黄痰，偶感烦躁，口干欲饮，大便干结，舌红，苔薄黄，脉滑数。考虑患者目前肺胃热盛征象明显，应以清肺胃之热为治疗原则，投以麻杏石甘汤加减。方用麻黄10g，杏仁 6g，生石膏 15g，炙甘草 6g，知母 6g。5 剂药后热退，呼吸平稳，烦躁得减，大便通畅，痰量减少。患者舌苔少津，加以沙参、麦冬养阴扶正。

# 第八节 乳 蛾

乳蛾即西医诊断的急、慢性扁桃体炎。乳蛾是指以咽痛或异物感不适，咽部红肿，表面或有黄白脓点为主要特征的常见咽部疾病。起病急时，可伴有畏寒、高热、头痛、食欲下降、乏力等全身不适的症状。易传变为痹症、水肿、心悸等全身疾病。多见于儿童和青少年，在春秋两季气温变化时最易发病，病原体可通过飞沫或直接接触而传染，通常呈散发性，偶有群体中暴发流行。近年来，受饮食结构、情志、生活环境等因素的影响，本病的临床发病率也呈增高趋势。

【经义】

《仁斋直指方论》：吹喉散，治咽喉肿痛、急慢喉痹、悬痈、乳蛾，咽物不下。

《儒门事亲》：《内经》之言喉痹，则咽与舌在其间耳，以其病同是火，故不分也。后之医者，各详其状，强立八名，曰单乳蛾、双乳蛾、单闭喉、双闭喉、子舌胀、木舌胀、缠喉风、走马喉闭。热气上行，结薄于喉之两旁，近外肿作，以其形似，是谓乳蛾。一为单，二为双也。

《咽喉脉证通论·乳蛾》：其状或左或右，或红或白，形如乳头，故名乳蛾。一边肿曰单蛾；两边肿曰双蛾；或前后皆肿，白腐作烂，曰烂头乳蛾。

《咽喉经验秘传·喉症用药细条》：乳蛾，有双有单有连珠者，多因酒色郁结而生。初起一日痛，二日红肿，三日有形如细白星，发寒热者凶，四日势定，治之四五日可愈。其症生于喉旁，左属心，右属肺。一边生者为单，两边生者为双，二白星上下相连又如缠袋状者为连珠。单轻双重，连珠尤重。

《辨证录》：亦有勺水不能下咽者，盖此症为阴蛾也。阴蛾则日轻而夜重，若阳蛾则日重而夜轻矣。

《诸病源候论·咽喉心胸病诸候》：喉咽者，脾胃之候，气所上下。脾胃有热，热气上冲，则喉咽肿痛。夫生肿痛者，皆挟热则为之。若风毒结于喉间，其热盛则肿塞不通，而水浆不入，便能杀人。脏气微热，其气冲喉，亦能肿痛，但不过重也。

【论治】

乳蛾起病，多数医家认为是肺热上灼咽喉所致，治疗常以清热解毒为原则，其中不乏大剂苦寒之品。风为百病之长，外感诸邪往往以风邪为先导。而风为阳邪，易从阳化热，故外感以风热之邪最为多见。乳蛾初起，感受风热邪毒，咽喉首当其冲，邪毒搏结于喉核，以致脉络受阻，喉核红肿胀痛发为此证。如《儒门事亲》卷三所述："热气上行，结搏于喉之两旁，近外肿作，以其形似，是谓乳蛾。"风热邪毒从口鼻入侵肺系，咽喉为肺之门户，肺经郁热则咽喉作痛，法当清散其热。然而治病必求于本，乳蛾的治疗方法不计其数，清热解毒仅是其中一类。而病机则应结合患者舌脉证及发病过程来判断，治疗可结合六经辨证，明确患者疾病传变过程，把握核心病机。

若乳蛾初起，症见咽喉肿痛，但未成脓，咽部灼热，吞咽时疼痛，扁桃体红肿，并见发热恶风，头痛，咳嗽，舌边尖红，苔薄黄，脉浮数等症，当治以疏风清热，解毒利咽，方可选银翘散加减。若出现恶寒无汗，身体疼痛，而咽中疼痛，已有郁热，虽恶寒，但不至于寒战，不至于覆被不减，是太阳证之表现，可选用麻黄加石膏汤。若恶寒不甚重，且汗出，口苦咽干，脉细，说明寒邪束表不重，咽痛为郁热所致，可仿照少阳证，用小柴胡汤少加石膏清散郁热。

如乳蛾初期风热痰毒未能及时清解，热毒蕴结于肺，搏结于咽喉，热盛血瘀，灼腐肌膜，致咽喉红肿热痛，喉核肿大，肉腐血败成脓。或患者素虚，又邪热炽盛，正不敌邪，疾病初起热毒直接壅聚于咽喉，腐肉为脓。如杨龙九《重订囊秘喉书·乳蛾》所述："在右者为喉，肺病，因气而得；在左者为咽，胃病，因食热毒而生。"症见咽痛剧烈，连及耳根，吞咽困难，扁桃体红肿，附着黄白色脓点，甚者腐脓成片，咽颊红肿，颌下瘰核肿痛，伴见身热口渴，咳嗽，痰黄稠，口臭，腹胀，大便秘结，舌质红，苔黄等症，当治以利咽解毒，消痈排脓，方可选用五味消毒饮加减。又或发病后失治误治，患者表现为寒战、乏力，此时寒邪郁闭，汗出而伤及阳气，阳气失御，则病渐入少阴，此太阳少阴并病，治疗则内温少阴之阳，外散太阳之寒。其咽喉疼痛是因肺经郁热，肺经郁热是由寒邪外束引起，此时治疗当寒邪驱散，稍清其热即可，治疗可选用麻黄附子细辛汤加石膏或合桔梗汤加半夏。仲景谓："少阴之为病，脉微细，但欲寐"，又曰："少阴病，始得之，反发热，脉沉者，麻黄附子细辛汤主之"。麻黄附子细辛汤内温其阳，而外散其寒。《神农本草经》谓石膏"辛，小寒"，因其寒，故能清散郁热，其味辛，又可散肺气之闭郁，助麻黄细辛开表散寒。仲景治疗少阴病咽痛时，用桔梗汤，曰："少阴病，咽中伤生疮，不能语言，声不出者，苦酒汤主之……

少阴病，咽中痛，半夏散及汤主之"，皆取半夏以散结利咽。如《神农本草经》所云："半夏味辛平，主治伤寒寒热，心下坚，下气，喉咽肿痛，头眩胸胀，咳逆肠鸣，止汗。"

**【备用方】**

1. 麻黄附子细辛汤

本方出自张仲景《伤寒论·辨少阴病脉证并治》："少阴病，始得之，反发热，脉沉者，麻黄附子细辛汤主之。"

麻黄二两（去节），细辛二两，附子一枚（炮，去皮，破八片）。

上三味，以水一斗，先煮麻黄，减二升，去沫，内诸药，煮取三升，去滓，温服一升，日三服。

2. 桔梗汤

本方出自张仲景《伤寒论·辨少阴病脉证并治》："少阴病，二三日，咽痛者，可与甘草汤；不差者，与桔梗汤。"

桔梗一两，甘草二两。

上二味，以水三升，煮取一升，去滓。温分再服。

3. 小柴胡汤

本方出自张 仲景《伤寒论·辨太阳病脉证并治》："伤寒五六日，中风，往来寒热，胸胁苦满，嘿嘿不欲饮食，心烦喜呕，或胸中烦而不呕，或渴，或腹中痛，或胁下痞硬，或心下悸，小便不利，或不渴，身有微热，或咳者，小柴胡汤主之。"

柴胡半斤，黄芩三两，人参三两，半夏半升（洗），甘草（炙）、生姜（切）各三两，大枣十二枚（擘）。

上七味，以水一斗二升，煮取六升，去滓，再煎取三升，温服一升，日三服。

4. 银翘散

本方见第一章第一节。

5. 麻黄汤

本方见第一章第七节。

6. 五味消毒饮

本方出自吴谦《医宗金鉴》:"毒势不尽,憎寒壮热仍作者,宜服五味消毒饮。"

金银花三钱,野菊花、蒲公英、紫花地丁、紫背天葵子各一钱二分。

水二盅,煎八分,加无灰酒半盅,再滚二三沸时,去滓热服。渣,如法再煎服。盖被取汗。

【医案】

患者,男,28岁,主因"发热伴咽痛2天"于2005年9月就诊于某院急诊科,自觉咽中干痛、异物感,至夜则发热,伴恶寒无汗、身体肌肉关节疼痛、头痛等症,自服日夜百服宁后微汗出,诸症未得减轻,仍发热,精神不振,语声低弱,恶寒无汗,咽喉疼痛,头痛身痛,肢节疼痛,稍有咳嗽,无痰,纳差,面色晦暗,咽部红肿,咽后壁淋巴滤泡增生。诊断为化脓性扁桃体炎。给予达力新2.0g bid 静滴抗感染,阿沙吉尔0.9g 入壶。静点后患者恶寒加重并伴寒战,无汗出。次日就诊我处,自诉虽有汗出,但恶寒未减,身覆重被,蜷卧于床,仍无汗,身痛,咽痛,查看扁桃体肿大如核,上有脓头。诊为急乳蛾,辨证为少阴寒凝,以麻黄附子细辛汤加味治疗。处方:生麻黄15g,制附片10g,细辛10g,清半夏10g,生石膏30g(先煎),桔梗15g,生甘草10g,3剂。服用2剂后遍身汗出津津,沾湿衣被,但自觉精神倍爽,诸症若失,唯咽痛仍存。处方调整为小柴胡加石膏汤,嘱其继服而愈。

# 第二章　内伤病

# 第一节　咳　嗽

咳嗽既是独立性的病证，又是肺系多种病证的一个症状。西医认为咳嗽病因多达 200 余种，临床表现以顽固性咳嗽为主。主要病因包括上气道咳嗽综合征、咳嗽变异性哮喘、胃食管反流及变应性咳嗽等，尚有部分患者原因不明，反复进行多种检查，病情轻重千差万别，有时疗效欠佳。不规范使用抗生素或镇咳药物所致的副作用日趋明显，严重影响患者的日常工作和生活质量。

## 【经义】

《素问·咳论》：五脏六腑皆令人咳，非独肺也……肺咳之状，咳而喘息有音，甚则唾血。心咳之状，咳则心痛，喉中介介如梗状，甚则咽肿喉痹。肝咳之状，咳则两胁下痛，甚则不可以转，转则两胠下满。脾咳之状，咳则右胁下痛，阴阴引肩背，甚则不可以动，动则咳剧。肾咳之状，咳则腰背相引而痛，甚则咳涎……脾咳不已则胃受之，胃咳之状，咳而呕，呕甚则长虫出。肝咳不已则胆受之，胆咳之状，咳呕胆汁。肺咳不已则大肠受之，大肠咳状，咳而遗失。心咳不已则小肠受之，小肠咳状，咳而矢气，气与咳俱失。肾咳不已则膀胱受之，膀胱咳状，咳而遗溺。久咳不已则三焦受之，三焦咳状，咳而腹满，不欲食饮。此皆聚于胃关于肺，使人多涕唾而面浮肿气逆也。

《金匮要略·痰饮咳嗽病脉证并治》：病痰饮者，当以温药和之。

《诸病源候论·咳嗽候》：咳嗽者，肺感于寒，微者则成咳嗽也。肺主气，合于皮毛。邪之初伤，先客皮毛，故肺先受之。五脏与六腑为表里，皆禀气于肺。以四时更王，五脏六腑皆有咳嗽，各以其时感于寒而受病，故以咳嗽形证不同。

## 【论治】

外感咳嗽一般以实为主，病位在肺，治疗上宣肺散邪为核心；内伤咳嗽，病位可能在脾胃、肝，或肾。若为嗽痰，痰量较多，脾为生痰之源、肺为储痰之器，病机为脾胃阳气不足，因痰饮而嗽，故病痰饮者，当以温药和之。此痰只能温化，不能清痰，越清痰越伤脾胃阳气。培土生金，温肺化饮是治疗的核心。若为肝脾不调，肝旺脾虚，气机升降失常而引起咳嗽，单纯治疗肺脾效果欠佳，治在调肝理脾。慢性咳嗽日久甚则病位及肾，肺失宣降不能主气、肾失固摄不能纳气，逐步由咳致喘，治疗多以补肾填精纳气为要。

病位在上焦，可从以下情况考虑：以咳嗽咳痰，痰不易咳出，或喘，舌红为主症，病机为肺热壅盛，可予麻杏石甘汤加减。以咳嗽咳痰，痰清稀如水，痰量较多，入地即化，舌苔润为主症，常于秋冬季受凉后发病，素体寒饮内伏，又有外寒引动，可予小青龙汤。若痰色白黏，难咳，病机为寒邪入里化热，可予小青龙加石膏汤或厚朴麻黄汤。临床以咳嗽，痰白稀，鼻痒，咽喉不适，胸胁满闷，口干口苦为主症，病机为痰饮郁闭少阳，少阳枢机不利。若素体过敏体质，即使少阳证不显，仍考虑过敏为反复发作性疾病，病兼少阳，可予小柴胡汤合苓甘五味姜辛汤，若患者虚象不显，酌减人参、大枣、生姜。以哮喘发作期咳嗽或喘鸣（喉中水鸡声），痰少，咽喉不适症状为主症，病机为饮邪犯肺，肺气上逆，可予射干麻黄汤。以咳嗽咳痰，痰白量多，易于咳出，舌暗红，苔腻为主症，病机为痰湿、瘀毒互结，夹热，病本为中阳不足，可予泽漆汤。泽漆汤后期可用补中益气汤或清暑益气汤加减应用。以咳嗽、咳痰、喘、胸闷、胸背痛、短气等为主症，临床诊断为胸痹，病机为胸阳闭阻、宗气不利，用瓜蒌薤白白酒汤、瓜蒌薤白半夏汤、枳实薤白桂枝汤、人参汤等方以宣通胸阳，保护宗气。临床表现咳喘明显，不能平卧，临床诊断为悬饮，若患者正气充足，胸水较多，可以攻逐水饮、泻肺消痰为核心，《经方实验录》认为"甘遂之破水饮、葶苈之泻痈胀与皂荚之消胶痰，常成鼎足而三"，可选方皂荚丸、控涎丹、十枣汤、大陷胸汤。此时多数患者正气不足，胸水较多为核心，方选参赭培气汤合防己茯苓汤、木防己汤、葶苈大枣泻肺汤、己椒苈黄丸等方加减。

病位在中焦，可从以下情况考虑：临床以痰黄白量多，咳吐盈杯盈碗，体瘦为主症，诊断为肺痈，病机为痰瘀壅结于肺，可予千金苇茎汤、桔梗汤。临床表现以咳嗽，痰白量少为主，肺部表现不明显，病机为脾虚有湿，气机升降异常，选方七味白术散、六君子汤、归脾汤、升阳益胃汤为主方治疗。临床表现为舌苔浊腻，伴随胃部胀满不适，反酸烧心，痰量多，亦可无特殊不适，唯有夜间平躺加重，随体位变化咳嗽咳痰加重，为因反酸所致咳嗽，病机为脾胃升降失常，选方旋覆代赭汤加减。临床表现为咳嗽，舌苔厚腻，伴口苦、心烦、失眠梦多，痰量较多，病机属痰阻气机郁闭，选方柴胡温胆汤加减。临床表现为活动后咳嗽减轻，或呛咳阵咳，胁痛，舌淡嫩，舌体胖大，苔腻，脉弦，病机为肝气郁滞兼脾虚，气机升降失常，根据适应证选用小柴胡汤合当归芍药散、逍遥散、柴胡桂枝干姜汤等方。临床以干咳无痰，舌暗红，有瘀斑，性急，脉弦细等为主症，病机为肝经瘀热，可选用血府逐瘀汤加减。

病位在下焦，可从以下情况考虑：临床以老年患者多见，咳嗽不甚，舌淡嫩，苔水滑，脉微弱，病机为肾气不足，气化功能不利，或慢性病后期调理期，选方金匮肾气丸、薯蓣丸加减。临床表现为咳嗽痰多，舌体淡暗，胖大，中裂沟，苔腻，或舌体瘦小，裂纹多，少苔，脉细，见于形体消瘦，或虚胖的患者，病机为精血不足，痰湿内盛，选方金水六君煎加减，后期可在冬季应用龟鹿二仙胶补益精血。临床以干咳无痰，耳鸣，舌光红无苔，上热下寒表现为主，病机为肾水不足，水不制火，选方大补阴丸加减，平日可食用百合鸡子黄汤。

## 【备用方】

### 1. 麻杏石甘汤

本方见第一章第七节。

### 2. 小青龙汤

本方出自《伤寒论·辨太阳病脉证并治》："伤寒表不解，心下有水气，干呕发热而咳，或渴，或利，或噎，或小便不利，少腹满，或喘者，小青龙汤主之。"症见咳嗽咳痰，痰清稀色白如水，痰量较多，入地即化，舌淡紫暗，质润，病机为素体寒饮内伏，又有外寒引动，形成外寒里饮之证。

麻黄三两（去节），芍药三两，干姜三两，甘草三两（炙），桂枝三两（去皮），细辛三两，五味子半升，半夏半升（洗）。

上八味，以水一斗，先煮麻黄，减二升，去上沫，内诸药，煮取三升，去滓，温服一升。

外寒里饮兼有化热倾向者，加用生石膏 15～30g，即小青龙加石膏汤；外寒轻，饮郁化热明显者，予厚朴麻黄汤。

3. 射干麻黄汤

本方出自《金匮要略·肺痿肺痈咳嗽上气病脉证治》："咳而上气，喉中水鸡声，射干麻黄汤主之。"适用于哮喘发作状态伴有喘鸣（喉中水鸡声），痰少，以咽喉不适为突出症状者，病机为饮邪犯肺，肺气上逆，可予射干麻黄汤。

射干十三枚（一法三两），麻黄四两，生姜四两，细辛、紫菀、款冬花各三两，五味子半升，大枣七枚，半夏大者八枚（洗）（一法半升）。

上九味，以水一斗二升，先煮麻黄两沸，去上沫，内诸药，煮取三升，分温三服。

4. 泽漆汤

本方出自《金匮要略·肺痿肺痈咳嗽上气病脉证治》："咳而脉沉者，泽漆汤主之。"临床以咳嗽咳痰，痰白量多，舌暗红，苔腻为主症。病机为痰湿、瘀毒互结，夹热，病本为中阳不足。选方泽漆汤，紫菀、半夏针对湿瘀，桂枝、人参、甘草扶正，黄芩、泽漆清热，本虚是产生诸多病理产物的根本原因。泽漆汤后期可用补中益气汤或清暑益气汤加减应用。若以泽漆清泄肺热，则应大量应用至30g以上。

半夏半升，紫参五两（一作紫菀），泽漆三斤（以东流水五斗，煮取一斗五升），生姜五两，白前五两，甘草、黄芩、人参、桂枝各三两。

上九味，㕮咀，内泽漆汁中，煮取五升，温服五合，至夜尽。

5. 瓜蒌薤白白酒汤、瓜蒌薤白半夏汤

两方出自《金匮要略·胸痹心痛短气病脉证治》："胸痹之

病，喘息咳唾，胸背痛，短气，寸口脉沉而迟，关上小紧数，瓜蒌薤白白酒汤主之。""胸痹不得卧，心痛彻背者，瓜蒌薤白半夏汤主之。"以咳嗽、咳痰、喘、胸闷、胸背痛、短气等为主症，病机为胸阳闭阻，宗气不利。

**瓜蒌薤白白酒汤方**

瓜蒌实一枚（捣），薤白半斤，白酒七升。

上三味，同煮，取二升，分温再服。

**瓜蒌薤白半夏汤方**

瓜蒌实一枚，薤白三两，半夏半斤，白酒一斗。

上四味，同煮，取四升，温服一升，日三服。

6. 苇茎汤

本方为《金匮要略·肺痿肺痈咳嗽上气病脉证治》治疗肺痈之方，"治咳有微热，烦满，胸中甲错，是为肺痈"，症见咳嗽，咳吐大量黄脓痰，胸中烦满，舌红，苔黄腻，脉滑数有力。肺络痈急性期治疗可使用此方。

苇茎二升，薏苡仁半升，桃仁五十枚，瓜瓣半升。

上四味，以水一斗，先煮苇茎得五升，去滓，内诸药，煮取二升。服一升，再服，当吐如脓。

若痰热壅盛，加鱼腥草、金荞麦、败酱草、浙贝母以加强清热化痰之力；若痰热伤阴，加南沙参、麦冬、玄参、知母滋阴润肺。

7. 六君子汤

本方出自《太平惠民和剂局方》，"益气补中，健脾养胃，行气化滞，燥湿除痰，理气降逆。主脾胃虚弱，气逆痰滞。食少便溏，咳嗽有痰，色白清稀，短气痞满，呕恶呃逆，吞酸，面色萎黄，四肢倦怠；以及脾虚膨胀，外疡久溃，食少胃弱者；

痔漏日久，脉数而涩，饮食日减，肢体愈倦，一切不足之证；胃气虚热，口舌生疮；中气不和，时时带下"。本方是补脾胃化痰之代表方。肺络痛平稳期，症见咳嗽咳痰，痰少色白清稀，舌淡苔白，脉虚滑。此方体现了培土生金的治疗思想，既包含了四君子汤平补脾气，又有二陈汤燥湿化痰。

陈皮一钱，半夏一钱五分，茯苓一钱，甘草一钱，人参一钱，白术一钱五分。

上切细，作一服，加大枣二枚，生姜三片，新汲水煎服。

8. 葶苈大枣泻肺汤

本方见第一章第二节。

9. 旋覆代赭汤

本方出自《伤寒论·辨太阳病脉证并治》："伤寒，发汗，若吐，若下，解后心下痞硬，噫气不除者，旋覆代赭石汤主之。"临床表现为舌苔浊腻，伴随胃部胀满不适，反酸烧心，痰量多，亦可无特殊不适，唯有夜间平躺加重，因反酸所致咳嗽，病机为脾胃升降失常，胃气上逆而作咳，选方旋覆代赭汤加减。

旋覆花三两，人参二两，生姜五两，代赭一两，甘草三两（炙），半夏半升（洗），大枣十二枚（擘）。

上七味，以水一斗，煮取六升，去滓，再煎取三升，温服一升，日三服。

10. 当归芍药散

本方出自《金匮要略·妇人妊娠病脉证并治》："妇人怀娠，腹中疠痛，当归芍药散主之。"临床多以此方治疗素体气血不足之人，又兼有脾虚、湿阻、肝气不疏情况所致咳嗽。

当归三两，芍药一斤，茯苓四两，白术四两，泽泻半斤，芎䓖半斤（一作三两）。

上六味，杵为散，取方寸匕，酒和，日三服。

【医案】

### 慢性支气管炎急性发作

蔡某，女，68岁。既往慢性支气管炎病史，此次20天前受凉后出现咳嗽咳痰，痰色白质黏，量少，不易咳出，口苦，舌红，苔黄腻，脉滑数。患者以咳嗽为主，病机考虑为肺卫郁热，肺气不宣，可选用麻杏甘石汤加减。生麻黄10g，杏仁30g，生石膏60g，苍术30g，茯苓30g，炙甘草10g，黄芩15g，桔梗15g。14剂，水煎服，日一剂。复诊服药后咳嗽明显减轻。

# 第二节　哮　病

　　哮病即西医诊断的支气管哮喘，临床表现为反复发作的喘息、气急、胸闷或咳嗽等症状，常在夜间及凌晨发作或加重，多数患者可自行缓解或经治疗后缓解，同时伴有可变的气流受限和气道高反应性，随着病程的延长可导致一系列气道结构的改变，即气道重塑。近年来认识到哮喘是一种异质性疾病。治疗以控制哮喘及缓解哮喘症状为主，多选用吸入性糖皮质激素、支气管扩张剂。我国支气管哮喘的患病率正呈现快速上升趋势，成为严重危害人民健康的重要的慢性气道疾病之一。

【经义】

　　《素问·阴阳别论》：阴争于内，阳扰于外，魄汗未藏，四逆而起，起则熏肺，使人喘鸣。

　　《金匮要略·肺痿肺痈咳嗽上气病脉证治》：咳而上气，喉中水鸡声，射干麻黄汤主之。

　　《诸病源候论·呷嗽候》：呷嗽者，犹是咳嗽也。其胸膈痰饮多者，嗽则气动于痰，上搏喉咽之间，痰气相击，随嗽动息，呼呷有声，谓之呷嗽。其与咳嗽大体虽同，至于投药，则应加消痰破饮之物，以此为异耳。

　　《丹溪心法》：哮喘必用薄滋味，专主于痰，宜大吐。药中多用醋，不用凉药，须常带表散，此寒包热也。亦有虚而不可吐者……凡久喘之证未发，宜扶正气为主，已发用攻邪为主。

《医学正传》：哮以声响言，喘以气息言。

【论治】

哮病治疗的核心在于区分寒热施治，常用的方剂为小青龙汤、射干麻黄汤、厚朴麻黄汤。三方各有异同。

小青龙汤证多见于形寒饮冷或素为脾阳不足之人，聚湿成痰，上扰于肺，复因外寒而为病，临床表现为咳痰清稀，咳痰甚爽，鼻涕如水，恶风寒，面色青紫，倚息不能平卧，舌淡紫暗，苔白水滑，脉弦紧。《伤寒论·辨太阳病脉证并治》载："伤寒表不解，心下有水气，干呕发热而咳，或渴，或利，或噎，或小便不利，少腹满，或喘者，小青龙汤主之。"尤在泾《金匮翼》称"此散寒蠲饮之神剂"。

射干麻黄汤证多由于寒邪夹痰，搏结气道，临床表现为咳喘痰多色白、苔白滑，尤其以咽喉症状，喉中痰鸣为特征。《金匮要略·肺痿肺痈咳嗽上气病脉证治》载："咳而上气，喉中水鸡声，射干麻黄汤主之。"程门雪先生称此方为"哮证祖方"。本方与小青龙汤都可治疗寒饮郁肺，此方重在利咽喉化寒痰。

厚朴麻黄汤治疗寒饮郁肺而夹热之咳喘，临床表现为咳嗽咳痰，痰黏不易咳出，喉中不利如水鸡声，胸满。《千金要方·咳嗽门》载："咳而大逆上气，胸满，喉中不利如水鸡声，其脉浮者，厚朴麻黄汤。"临证见喘而胸满之症较甚，故主以厚朴配杏仁降逆除满，止咳平喘，去酸、甘收敛之芍药、甘草。

【备用方】

1. 小青龙汤

本方见第二章第一节。

2. 射干麻黄汤

本方见第二章第一节。

3. 厚朴麻黄汤

本方出自《金匮要略·肺痿肺痈咳嗽上气病脉证治》："咳而脉浮者，厚朴麻黄汤主之。"治疗寒饮郁肺而夹热之咳喘，症见咳嗽咳痰，痰黏不易咳出，喉中不利如水鸡声，胸满。

厚朴五两，麻黄四两，石膏如鸡子大，杏仁半升，半夏半升，干姜二两，细辛二两，小麦一升，五味子半升。

上九味，以水一斗二升，先煮小麦熟，去滓，内诸药煮取三升，温服一升，日三服。

【医案】

**支气管哮喘**

刘某，女，30 岁。15 年前受凉后出现干咳，咽干咽痒，发作性喘憋。查过敏原为尘螨过敏，血常规示嗜酸性粒细胞稍高，肺功能提示可逆性气流受限。诊断为支气管哮喘。现症见：雾霾天即喘憋，咽痒，时鼻涕喷嚏，痰质黏，纳可，眠安，二便调。舌紫暗偏红，边瘀斑，苔白腻，脉沉弱。诊断为哮病，病机考虑为饮郁化热。选用厚朴麻黄汤加减治疗。厚朴 15g，生麻黄 10g，生石膏 30g，杏仁 30g，清半夏 30g，干姜 15g，细辛 10g，五味子 6g，浮小麦 30g，炙甘草 10g。14 剂，水煎服，日一剂。复诊患者诉黏痰减少，喘憋缓解。

# 第三节　肺络痈

肺络痈即西医诊断的支气管扩张症，是一种常见的慢性呼吸系统疾病，是由各种原因引起的支气管树的病理性、永久性扩张，导致反复发生化脓性感染的慢性炎症，临床表现为持续或反复性咳嗽、咳痰，伴或不伴咯血。合并感染是本病急性加重的关键因素，细菌定植耐药、痰液引流不畅成为本病治疗的难点。

【经义】

《素问·评热病论》：劳风之病……以救俯仰，巨阳引精者三日，中年者五日，不精者七日，咳出青黄涕，其状如脓，大如弹丸，从口中若鼻中出。

《金匮要略·肺痿肺痈咳嗽上气病脉证治》：若口中辟辟燥，咳即胸中隐隐痛，脉反滑数，此为肺痈，咳唾脓血……风伤皮毛，热伤血脉，风舍于肺，其人则咳，口干喘满，咽燥不渴，时唾浊沫，时时振寒。热之所过，血为之凝滞，蓄结痈脓，吐如米粥，始萌可救，脓成则死。

《诸病源候论·久咳嗽脓血候》：肺感于寒，微者则成咳嗽。咳嗽极甚，伤于经络，血液蕴结，故有脓血，气血俱伤，故连滞积久，其血黯瘀，与脓相杂而出。

**【论治】**

肺络痹分为急性加重期和慢性恢复期。在急性加重期多由于痰热壅肺，见咳嗽咳痰，痰色黄绿脓稠，或面赤口渴，或胸膈痞闷，甚则喘憋痰鸣，溲黄便干，察之舌脉可见舌红，苔黄腻，脉弦滑数有力，皆为痰热之证。方剂可选用千金苇茎汤、葶苈大枣泻肺汤、桔梗汤。吴鞠通善用千金苇茎汤和葶苈大枣泻肺汤治疗痰湿热瘀闭于肺，喘咳不宁或热壅为脓者。《金匮要略·肺痿肺痈咳嗽上气病脉证治》载"咳而胸满，振寒脉数，咽干不渴，时出浊唾腥臭，久久吐脓如米粥者，为肺痈，桔梗汤主之"，可见此方有排脓消痰利咽之功。见咯血者，可酌加仙鹤草、三七粉以对症止血。或肺热重者，可重用黄芩至60g，或90g或120g。李时珍善用黄芩，《本草纲目》记载："予年二十时，因感冒咳嗽既久，且犯戒，遂病骨蒸发热，肤如火燎，每日吐痰碗许，暑月烦渴，寝食几废，六脉浮洪。遍服柴胡、麦门冬、荆沥诸药，月余益剧，皆以为必死矣。先君偶思李东垣治肺热如火燎，烦躁引饮而昼盛者，气分热也。宜一味黄芩汤，以泻肺经气分之火。遂按方用片芩一两，水二钟，煎一钟，顿服。次日身热尽退，而痰嗽皆愈。"李氏认为黄芩泻肺经气分之火，将其列为治肺热首选药。而当痰热、肺热清泻后，患者虚象逐渐显露，以脾虚为核心，可涉及肺、肾。李中梓《医宗必读》曰："脾为生痰之源，治痰不理脾胃，非其治也。"张景岳《景岳全书》曰："善治痰者，治其生痰之源。"如咳痰清稀色白，或气短乏力，或面色萎黄，或面色㿠白，舌淡苔白腻，脉细弱无力，皆为肺脾气虚之证。以脾虚为主者可选用六君子汤、补中益气汤加减治疗。如咳嗽咳痰，舌体胖大，舌体胖，舌质嫩红多裂纹，脉沉细无力时，皆为中焦阳虚阴精不足之征，方宜理阴煎。

肺络痈本病虽有咳痰喘之症，但治疗本病慎用麻黄剂一类外感方，因本病有内热、热毒瘀闭损伤肺络，治以清热解毒、化痰排脓为宜，用麻黄剂过于辛温，恐加重病情。

**【备用方】**

1. 苇茎汤

本方见第二章第一节。

2. 六君子汤

本方见第二章第一节。

3. 补中益气汤

本方出自李东垣《内外伤辨惑论》："夫脾胃虚者，因饮食劳倦，心火亢甚，而乘其土位，其次肺气受邪。"为治疗气虚之方。肺络痈慢性恢复期，以神疲、气短、乏力症状突出，脉细弱无力者可选用本方。

黄芪（五分，病甚，劳役热者一钱），甘草（五分，炙），人参（去节，三分，有嗽去之），当归身（二分，酒焙干，或日干），橘皮（不去白，二分或三分），升麻（二分或三分），柴胡（二分或三分），白术（三分）。

上件药㕮咀。都作一服，水二盏，煎至一盏，量气弱气盛，临病斟酌水盏大小，去渣，食远，稍热服。如伤之重者，不过二服而愈；若病日久者，以权立加减法治之。

若阳虚明显者，可加入干姜，即合入理中汤之义。

4. 理阴煎

本方出自《景岳全书》卷五十一，此理中汤之变方也，凡脾肾中虚等证，宜温润者，当用理阴之类。为治疗脾阳及阴精不足之方。肺络痈的慢性恢复期，症见咳嗽咳痰，舌体胖大，舌质嫩红多裂纹，脉沉细无力时可选用本方。尤其以舌体胖多裂纹为使用本方主要指征。

熟地三、五、七钱或一、二两，当归二、三钱或五、七钱，炙甘草一、二钱，干姜炒黄色，一、二、三钱。或加肉桂一、二钱。

水二盅，煎七八分，热服。

【医案】

### 案例1　肺络痈急性加重案

董某，女，45岁。咳嗽咳痰经年，西医诊为支气管扩张症，2008年行左肺下叶切除术，术后症状仍未完全缓解。刻下症见：咳嗽咳痰，痰色黄绿，量多，平素反复感冒，气短，纳差，舌嫩，苔腻，脉缓。本病中医诊断为肺络痈。考虑本患者病久存在虚实夹杂，目前痰热征象明显投以千金苇茎汤合漏芦饮，意在清热化痰，酌加补中益气汤以治本，健脾益气。方用：芦根60g，冬瓜仁15g，生薏苡仁30g，炙甘草10g，连翘30g，漏芦15g，桔梗15g，生黄芪60g，党参30g，炒白术15g，升麻3g，柴胡3g，当归15g，陈皮10g。14剂药后痰量减少，痰色变淡，气短改善，减清热化痰药量，继续以健脾益气固本。

### 案例2　肺络痈慢性缓解期

王某，女，76岁。反复咳嗽咳痰，经西医确诊为支气管扩张症。刻下症见：咳嗽不得平卧，咳少量白痰，易汗出，恶风，舌淡暗，体胖，苔白，脉沉弱无力。参其脉证，考虑为脾气虚弱，脾虚则生痰浊，痰浊蕴肺，肺气失宣则为咳。投用六君子汤合玉屏风散，意在健脾化痰，益气固表。方用：清半夏15g，陈皮10g，党参30g，茯苓30g，炒白术15g，生黄芪60g，炙甘草10g。7剂药后咳嗽减轻，汗出减少，继予培土生金法治疗。

# 第四节 肺 胀

肺胀即西医诊断的慢性阻塞性肺疾病（简称慢阻肺）或慢性肺源性心脏病（简称肺心病）。慢阻肺是一种以持续气流受限为特征的慢性气道炎症性疾病，主要累及肺脏，但也可引起全身（或称肺外）的不良效应。慢性肺源性心脏病是由于慢性支气管、肺、胸廓或肺动脉血管慢性病变所致的肺循环阻力增加、肺动脉高压，进而使右心肥厚、扩大，伴或不伴右心功能衰竭的心脏病。临床均表现为慢性和进行性加重的呼吸困难，咳嗽和咳痰，严重影响患者的运动耐力和生活质量，是一种严重危害人类健康的常见病、多发病，病死率高。合并急性感染是本病急性加重的最常见因素。治疗上，如何降低急性发作的风险、改善肺功能、提高慢性期患者的生活质量和运动能力是为难点。

【经义】

《灵枢·经脉》：肺手太阴之脉，起于中焦……是动则病肺胀满，膨膨而喘咳，缺盆中痛，甚则交两手而瞀。

《金匮要略浅注·肺痿肺痈咳嗽上气病脉证治第七》：此详肺胀证，而出其正治之方也。

《金匮玉函经二注·水气病脉证第十四》：骨节痛，咳而喘，不渴者，此为肺胀，其状如肿，发汗则愈。

《金匮玉函要略述义·痰饮咳嗽病脉证并治第十二》：今验肺胀证，多是宿饮为时令触动者，而不必具表候……此与肺胀痛痿之咳嗽不同，而肺胀痛痿，乃陡起之证。

《诸病源候论·咳逆短气候》：肺虚为微寒所伤，则咳嗽，嗽则气还于肺间，则肺胀，肺胀则气逆，而肺本虚，气为不足，复为邪所乘，壅痞不能宣畅，故咳逆短乏气也。

《丹溪心法·咳嗽》：肺胀而嗽，或左或右，不得眠，此痰挟瘀血碍气而病。

【论治】

肺胀分为急性发作期和慢性缓解期。急性发作期病机多为痰热郁肺，或风寒内饮。风寒内饮，见咳逆喘满不得卧，气短气急，咳痰白稀，呈泡沫状，胸部膨满，恶寒，周身酸楚，或有口干不欲饮，面色青暗，舌体胖大，舌质暗淡，舌苔白滑，脉浮紧。方剂可选用小青龙加石膏汤。《金匮要略·肺痿肺痈咳嗽上气病脉证治》载："肺胀，咳而上气，烦躁而喘，脉浮者，心下有水，小青龙加石膏汤主之"，本方具有祛风寒、宣肺气、豁痰热之功效。痰热郁肺，见咳逆喘息气粗，痰黄或白，黏稠难咳，胸满，烦躁，目胀睛突，或发热汗出，或微恶寒，溲黄便干，口渴欲饮，舌质暗红，苔黄或黄腻，脉滑数，皆为痰热之症。方剂可选用越婢加半夏汤、桑白皮汤。《金匮要略·肺痿肺痈咳嗽上气病脉证治》载："咳而上气，此为肺胀，其人喘，目如脱状，脉浮大者，越婢加半夏汤主之"，此方所治之肺胀，系饮热内蕴，复感风邪所致，具有宣肺清热、降逆平喘之功效。若痰热内盛，痰黏不易咳出，加鱼腥草、金荞麦、瓜蒌皮、贝母、海蛤粉以清化痰热。痰热壅结，腑气不通，便秘腹满者，加大黄、芒硝通腑泄热。若阴伤而痰量已少者，酌减苦寒之味，加沙参、麦冬滋阴润肺。

慢性缓解期，寒饮、痰热清解后，患者虚象逐渐显露，以宗气不足为核心，涉及脾、肾。宗气是自然界之清气与中焦上奉之水谷精微化合而成，积于胸中，走息道而行呼吸。中气不足则无力上奉水谷精微，宗气生化无源，而肺气久虚及肾，则应金水同治。明代王纶《明医杂著·胀论》述"喘与胀二证相因，必皆小便不利，喘则必生胀，胀则必生喘，但要识得标本先后，喘而后胀者，主于肺，胀而后喘者，主于脾。此言胀病与肺脾有关"。清代沈金鳌《杂病源流犀烛·脏腑门》提出"肺胀喘急，睡不安，痰少，甚者干咳无痰，乃肾水枯涸，邪火独炎所致"。如肺脾气虚，则见咳痰清稀色白，或气短乏力，或面色萎黄或㿠白，舌淡苔白腻，脉细弱无力。若肾气虚，则见呼吸浅短难续，咳声低怯，胸满短气，甚则张口抬肩，倚息不能平卧，咳嗽，痰如白沫，咳吐不利，心慌，形寒汗出，面色晦暗，舌淡或暗紫，苔白润，脉沉细无力。方剂可选补中益气丸、金匮肾气丸等。

《诸病源候论·咳逆短气候》云："肺虚为微寒所伤，则咳嗽，嗽则气还于肺间，则肺胀，肺胀则气逆，而肺本虚，气为不足，复为邪所乘，壅痞不能宣畅，故咳逆短乏气也。"指出肺胀发病的内在因素是肺本虚，而外邪犯肺是其主要诱因。肺胀的病理性质多属标实本虚。标实为痰浊、水饮、瘀血和气滞，痰有寒化与热化之分；本虚为肺、脾、肾气虚，晚期则气虚及阳，或阴阳两虚。本病辨证难点在于辨标本虚实，要分清标本主次，虚实轻重。感邪发作时偏于标实，缓解期侧重于本虚。

## 【备用方】

1. 越婢加半夏汤

本方出自张仲景《金匮要略·肺痿肺痈咳嗽上气病脉证

治》："咳而上气，此为肺胀，其人喘，目如脱状，脉浮大者，越婢加半夏汤主之。"

麻黄六两，石膏半斤，生姜三两，大枣十五枚，甘草二两，半夏半升。

上六味，以水六升，先煮麻黄，去上沫，内诸药，煮取三升，分温三服。

若痰热内盛，痰黏不易咳出，加鱼腥草、金荞麦、瓜蒌皮、贝母、海蛤粉以清化痰热；若痰热壅结，腑气不通，便秘腹满者，加大黄、芒硝通腑泄热；若阴伤而痰量已少者，酌减苦寒之味，加沙参、麦冬滋阴润肺。

2. 桑白皮汤

本方出自张景岳《景岳全书》："外无风寒而雍火盛作喘或虽有微寒而重在火者，宜桑白皮汤主之。"症见喘息气促，胸满，烦躁，痰黄或白，黏稠难咳，舌边尖红，苔黄或黄腻，脉数或滑数可选用本方。

桑白皮、半夏、苏子、杏仁、贝母、山栀、黄芩、黄连各八分。

上以水二盏，加姜三片，煎至八分，通口服。

3. 小青龙加石膏汤

本方出自张仲景《金匮要略·肺痿肺痈咳嗽上气病脉证治》："肺胀，咳而上气，烦躁而喘，脉浮者，心下有水，小青龙加石膏汤主之。"症见喘息，咳嗽，痰或白或黄，质稀入地即化，舌淡紫尖红，脉浮滑，病机为素体寒饮内伏化热，又感寒邪引动，形成外寒里热之证。

麻黄、芍药、桂枝、细辛、甘草、干姜各三两，五味子、半夏各半升，石膏二两。

上九味，以水一斗，先煮麻黄，去上沫，内诸药，煮取三升。强人服一升，羸者减之。日三服。小儿服四合。

4. 金匮肾气丸

本方出自张仲景《金匮要略·痰饮咳嗽病脉证并治》："夫短气有微饮，当从小便去之，苓桂术甘汤主之，肾气丸亦主之。"本方是治疗肾气不足之方，用于肺胀病慢性缓解期，以呼吸浅短难续，动则喘甚，形寒汗出为主，脉沉细无力者可选用本方。

干地黄八两，山茱萸、薯蓣各四两，泽泻、茯苓、牡丹皮各三两，桂枝、附子（炮）各一两。

上八味，末之，炼蜜和丸，梧子大，酒下十五丸。日再服。

5. 补中益气汤

本方见第二章第三节。

6. 泽漆汤

本方见第二章第一节。

【医案】

案例 1

王某，男，70 岁。咳嗽喘息数十年，西医诊断为慢性阻塞性肺疾病。刻下症见：咳嗽喘息，伴见腰痛，小便频，舌嫩红，少苔，脉沉细。本病中医诊断为肺胀病。考虑患者久病，咳喘伴见腰痛，小便频，乃肺气久虚及肾，当投以肾气丸合生脉饮，意在金水同治，补益肺肾。方用：熟地黄 60g，生山药 30g，山萸肉 15g，泽泻 10g，茯苓 15g，牡丹皮 10g，五味子 10g，制附片 15g，肉桂 10g，怀牛膝 15g，麦冬 15g，党参 30g。14 剂后咳喘好转，肺肾之气渐充，守方继进，继予原方加减补益肺肾。

**案例2**

李某，男，86岁。反复咳嗽喘息数十年，西医诊断为慢性阻塞性肺疾病。1个月前患者慢阻肺急性发作，于某三甲医院有创呼吸机治疗，血氧维持在正常水平。刻下症见：咳嗽喘息，神志时明时昧，鼻饲饮食，腹胀，大便稀溏，大量白稀痰，舌淡紫，少苔，舌面水润。本病中医诊断为肺胀病。考虑患者久病，中气大虚，无力上奉水谷精微，宗气生化无源，故呼吸衰竭，中气之虚累及中阳，故见腹胀便溏，舌质淡紫。方用大剂补中益气汤合附子理中丸峻补中气，温运脾阳，病重之时峻补虽能令中气骤复，但不能使气久留，故加一味山茱萸，收敛元气，防元气散脱。14剂后精神好转，痰量减少，腹胀缓解，中阳渐复，中气渐增，呼吸功能改善，继予补中益气、温中补阳之法治疗2个月后脱机。

# 第五节 肺 痿

弥漫性肺间质疾病（interstitial lung disease，ILD）是一组异质性的涉及 200 余种疾病的呼吸系统疑难病症。疾病亚型众多，临床表现复杂，属于呼吸系统疾病研究的难点和热点。2013 年美国胸科学会和欧洲呼吸病学会有关特发性间质性肺炎的新分类更新，明确提出慢性致纤维化性特发性间质性肺炎（Chronic Fibrosing IIPs）这一概念，主要包括特发性肺间质纤维化（IPF）和非特异性间质性肺炎（NSIP）。基于美国的流行病学调查显示：包括 IPF、慢性过敏性肺炎等在内的慢性致纤维化肺间质疾病（CFID）占 ILD 总发病率的 60% 以上，且患者生活质量严重受损。如 IPF 患者表现为难治性咳嗽、难治性呼吸困难，生活质量急剧下降。但是目前临床有效的治疗方案却令人沮丧，指南推荐的可供选择的抗纤维化药物非常有限，吡非尼酮以及尼达尼布主要用于 IPF 的治疗。

中医学认为本病属于"肺痿""肺痹"等范畴。"痿"，萎也，是萎弱、萎废的意思。肺痿，首见于张仲景《金匮要略·肺痿肺痈咳嗽上气病脉证治》："热在上焦者，因咳为肺痿，肺痿之病，从何得之？师曰：或从汗出，或从呕吐，或从消渴，小便利数，或从便难，又被快药下利，重亡津液，故得之。""痹"有痹阻之义，肺痹一病，其病名始见于《黄帝内经》，《素问·痹论》载："皮痹不已，复感于邪，内舍于肺"，"肺痹者，烦满，喘而呕"，"淫气喘息，痹聚在肺"。所以本病大致可归属于"肺痹""肺痿"等范畴。中医药在本病治疗中，能够较好地缓解患者呼吸困难、咳嗽，改善患者运动耐量。

【经义】

《素问·痹论》：肺痹者，烦满喘而呕。

《金匮要略·肺痿肺痈咳嗽上气病脉证治》：热在上焦者，因咳为肺痿。

《千金要方》：病咳唾，其脉数，实者属肺痈，虚者属肺痿。

《景岳全书·咳嗽》：咳嗽一证，窃见诸家立论太繁，皆不得其要，多致后人临证莫知所从，所以治难得效。以余观之，则咳嗽之要，止惟二证。何为二证？一曰外感，一曰内伤而尽之矣……但于二者之中当辨阴阳，当分虚实耳。

《景岳全书·喘促》：气喘之病，最为危候，治失其要，鲜不误人，欲辨之者，亦惟二证而已。所谓二证者，一曰实喘，一曰虚喘也。此二证相反，不可混也。然则何以辨之？盖实喘者有邪，邪气实也；虚喘者无邪，元气虚也。实喘者气长而有余，虚喘者气短而不续。实喘者胸胀气粗，声高息涌，膨膨然若不能容，惟呼出为快也；虚喘者慌张气怯，声低息短，惶惶然若气欲断，提之若不能升，吞之若不相及，劳动则甚，而惟急促似喘，但得引长一息为快也。此其一为真喘，一为似喘，真喘者其责在肺，似喘者其责在肾。

【论治】

肺痿为肺脏的慢性虚损性疾患。根据患者病程时间长短，病变呈现动态变化过程。患者病证特点主要表现为由肺痹发展至肺痿的动态过程。肺痿的形成病因较多，因感染所致，参考外感病治法，核心病机为邪气闭肺。因免疫损伤而发，参考内伤病治法，核心病机为元气不足和失调，核心病位在肺，可涉及脾肾。肺痿的疾病缓解期以调补脾肾为主。根据患者病程时间长短，病变呈现动态变化过程。病程中可出现以咳嗽、气短、短气、喘、暴喘、肺痈、喘脱、喘厥、喘痹为特点的不同疾病阶段。肺痿临床表现以咳嗽为主的，核心病机是邪气闭肺，治疗上以开闭肺气为主，根据寒饮、痰热病邪性质的侧重不同，方剂可选用射干麻黄汤、厚朴麻黄汤、泽漆汤、麻杏石甘汤。寒凝饮闭较突出的，方剂可选用甘草干姜汤。麻黄是开闭肺气的重要用药，《神农本草经》中记载，麻黄，味苦，温。主中风伤寒头痛，温疟，发表出汗，去邪热气，止咳逆上气，除寒热，破癥坚积聚。关于泽漆汤，《金匮要略·肺痿肺痈咳嗽上气病脉证治》记载，咳而脉沉者，泽漆汤主之。可以看出泽漆汤亦治咳兼见脉沉者。关于泽漆，《神农本草经》记载其味苦，微寒。《长沙药解》记载其专行水饮，善止咳嗽。肺痿临床表现以短气、气短为主的，核心病机分为：①肾精不足，肾不纳气，方剂可选用金匮肾气丸、理阴煎、引火汤；②痰热瘀闭于肺，方剂可选用麻杏石甘汤、千金苇茎汤；③中阳不足，气虚下陷，以补中益气汤为核心，在此基础上偏于寒痰，方剂可选用升阳益胃汤，偏于阴伤，方剂可选用清暑益气汤。

**【备用方】**

1. 射干麻黄汤

本方见第二章第一节。

2. 厚朴麻黄汤

本方见第二章第二节。

3. 泽漆汤

本方见第二章第一节。

4. 麻杏石甘汤

本方见第一章第一节。

5. 金匮肾气丸

本方见第二章第四节。

6. 理阴煎

本方见第二章第三节。

7. 引火汤

本方出自陈士铎《辨证奇闻·卷三·咽喉门》。原书载其治疗阴娥证。治疗临床表现以短气、气短为主的肺痿，核心病机为肾精不足，火不归原，见头面五官赤痛衄，上热下寒，动则喘甚，尿多不渴，膝冷，舌红无苔，脉大洪。

熟地黄三两，巴戟天一两，茯苓五钱，麦门冬一两，北五味子二钱。

8. 苇茎汤

本方见第二章第一节。

9. 补中益气汤

本方见第二章第三节。

10. 升阳益胃汤

本方出自《脾胃论》："脾胃之虚，怠惰嗜卧，四肢不收。时值秋燥令行，湿热少退，体重节痛，口苦舌干，食无味，大便不调，小便频数，不嗜食，食不消，兼见肺病，洒淅恶寒，惨惨不乐，面色恶而不和，乃阳气不伸故也。当升阳益胃，名之曰升阳益胃汤。"本方可治疗肺痿以短气、气短为主，病机核心为中阳不足、气虚下陷，在此基础上偏于寒痰者，方剂可选用升阳益胃汤，临床表现为纳差、乏力、气短、脉沉弱而缓，咳痰但痰量较少，怠惰嗜卧，四肢不收，体重节肿，口苦舌干，大便不调。

黄芪二两，半夏、人参、炙甘草各一两，白芍、防风、羌活、独活各五钱，陈皮、茯苓、泽泻、柴胡、白术各三钱，黄连二钱。

### 11. 清暑益气汤

本方出自《脾胃论》。本方可治疗肺痿以短气、气短为主，病机核心为中阳不足、气虚下陷，在此基础上兼夹有湿热偏于阴伤者，临床表现为神疲肢倦，胸满气短，身热烦渴，便溏而频，溲黄而数，自汗身重，不思饮食，脉象濡缓或洪缓。

黄芪（一钱五分，汗少者减五分），苍术（泔浸去皮，一钱五分），升麻（一钱），人参（去芦，五分），白术（五分），橘皮（五分），神曲（炒，五分），泽泻（五分），甘草（炙，三分），黄柏（酒浸，三分），当归身（三分），麦门冬（去心，三分），青皮（去白，三分），葛根（三分），五味子（三个）。

### 【医案】

#### 继发性肺间质纤维化、系统性红斑狼疮

赵某，女，73岁。8年前诊断为系统性红斑狼疮，后肺部出现间质纤维化，现用激素6片口服Qd抗炎减少渗出治疗。患者逐渐出现咳嗽咳痰，活动后喘憋。2个月前患者喘憋加重，短气明显，行走10余米即感喘憋、短气，双下肢乏力、水肿。舌淡胖，苔白，脉弦滑。血常规示血小板计数$54×10^9$/L。考虑为肺痿病，由于免疫失调所致，治疗需从内伤病考虑。由于患者以短气、喘憋为主，结合舌脉症，考虑中气不足、气虚下陷，可选用补中益气汤加减。方用：生黄芪90g，党参60g，炒白术

30g，陈皮 10g，当归 15g，升麻 6g，柴胡 6g，熟地黄 30g，干姜 15g，金银花 60g，青黛 15g（包煎），炙甘草 10g。28 剂，水煎服，日 1 剂。28 天后复诊，患者自觉喘憋较前减轻，活动耐力稍改善。考虑肺间质纤维化病情相对稳定，继续以调补脾肾为治疗核心。

# 第六节　悬　饮

　　悬饮即西医诊断的胸腔积液。胸腔积液是以胸膜腔内病理性液体积聚为特征的一种常见临床症候。胸膜腔为脏层和壁层胸膜之间的一个潜在间隙，正常人胸膜腔内有 5 ～ 15mL 液体，在呼吸运动时起润滑作用，胸膜腔内每天有 500 ～ 1000mL 的液体形成与吸收，任何原因导致胸膜腔内液体产生增多或吸收减少，即可产生胸腔积液。常见病因有结核性胸膜炎、肺炎、恶性肿瘤侵犯胸膜、心力衰竭、低蛋白血症、肝硬化、肾病综合征等。中医的悬饮是过量的体液停储于胸腔引起，是饮邪停蓄于肺之外、膈之上、胁之下的一种病证。主要表现为胁下胀满，咳嗽或唾涎时两胁引痛，甚则转身及呼吸均牵引作痛，或见胸闷、气短等。症状轻重与胸腔积液量相关。积液少于 300mL 时症状多不明显，但急性胸膜炎早期积液量少时，可有明显的胸痛，于吸气时加重，患者喜欢侧卧，当积液增多时胸膜脏层和壁层分开，胸痛可减轻或消失。中、大量胸腔积液（大于 500mL）时，可出现气短、胸闷、心悸、呼吸困难，甚至端坐呼吸并伴有发绀。西医除治疗原发病外，多采用胸腔穿刺引流缓解胸水压迫引起的症状，但有反复穿刺易并发胸腔内感染，引流胸水后造成蛋白流失，以及过快抽取胸水造成复张性肺水肿及循环衰竭等问题。中西医结合治疗该病常有明显临床疗效。

【经义】

《素问·六元正纪大论》：太阴所至，为积饮否隔。

《素问·五常政大论》：湿气变物，水饮内蓄，中满不食。

《金匮要略·痰饮咳嗽病脉证并治》：饮后水流在胁下，咳唾引痛，谓之悬饮……脉沉而弦者，悬饮内痛。

《伤寒论·辨太阳病脉证并治》：心下痞硬满，引胁下痛，干呕短气。

【论治】

悬饮指饮邪停于两胁，属窠囊之水，有悬吊之意，故名悬饮，是人体正常水液不归正化所形成的病理产物。人体津液的正常运行，主要是在肺气的宣降通调、脾气的运化输布和肾气的蒸腾气化等的共同推动下，以三焦为通道而流行周身的。"肺为水之上源"，"其制在脾"，"肾者，胃之关也，关门不利，故聚水而从其类也"，指出肺、脾、肾对人体津液的作用。《素问·经脉别论》指出"饮入于胃，游溢精气，上输于脾，脾气散精，上归于肺，通调水道，下输膀胱，水精四布，五经并行"。外因多由风寒袭肺，饮流于胁，寒湿浸渍，由表及里，困遏脾胃，运化失司，水湿化饮。内因则多因饮食失节，损伤脾胃，或素体中虚，阳气阻遏，水液失于输化，停而为饮，这些因素往往互相影响，致使肺脾肾功能失调，津液停聚胸胁而化为悬饮。

悬饮较重者，治疗以攻逐水饮为主。饮邪停留于胸中，阻遏肺气，呼吸困难，病情较急，急则治其标。方可选用十枣汤、葶苈大枣泻肺汤等。《金匮要略·痰饮咳嗽病脉证并治》中指出"脉沉而弦者，悬饮内痛。病悬饮者，十枣汤主之"。十枣汤中大戟、芫花、甘遂有峻猛泻下之力，又可利尿。《本经逢原》云："芫花、大戟、甘遂之性，逐水泄湿，能直达水饮窠囊隐蔽之处。但可徐徐用之，取效甚捷，不可过剂，泄人真元也。"甘遂、芫花、大戟三者皆为攻水泻下之峻药，其味辛苦寒，三药同用相济相须，可协同去邪之巢穴，决其渎而大下之。然邪之所凑，其气必虚，以毒药攻邪，脾胃必将受损，元气随邪气一同而去，需用健脾调胃之品以培土，故选用枣之大肥者为君，补益同时治水之横，又可调和诸药，既可制邪气之盛，又可固护元气。

悬饮较轻者或疾病缓解期，治疗以理气通阳温化为主。方可选用木防己汤、旋覆花汤、苓桂术甘汤、真武汤等。张仲景提出"病痰饮者，当以温药和之"的治则，创立以苓桂术甘汤为核心的数首方剂。《素问·至真要大论》曰："诸病水液，澄彻清冷，皆属于寒"，饮属于寒，易伤阳气，阳气伤则津液运行不畅，水停而旋复作饮，如此形成恶性循环。水液代谢与肺、脾、肾三脏息息相关。所谓"温药"则可以温暖肺、脾、肾三脏，使之阳气充足，气化正常，腠理开发，水道通行，痰饮之邪自然消散而不复生。"和"，即是不刚不柔之意。苓桂术甘汤是"当以温药和之"的具体体现。方中茯苓淡渗利水，桂枝通阳化气行水，白术健脾益气燥湿，甘草补气和中，可使中阳得运，三焦通畅，饮邪消散，诸药合用平补平调，祛痰化饮，邪去而正不伤。吴鞠通认为："伏暑湿温积留支饮，悬于胁下，而成胁痛之证甚多，即《金匮》水在肝而用十枣汤之证，彼因里水久积，非峻攻不可，此因时令之邪，与里水新搏，其根不固，不必用十枣之太峻，只以香附、旋覆善通肝络而逐胁下之饮，苏子、杏仁降肺气而化饮……广皮、半夏消痰饮之证，茯苓、薏苡仁开太阳而合阳明，所谓治水者必实土，中流涨者开支河之法也……"即在张仲景旋覆花汤基础上变方为香附旋覆花汤用以治疗悬饮轻症，理气解郁，化饮和络。痰饮消退以后，则用附子收功。仲景云："夫短气有微饮，当从小便去之，苓桂术甘汤主之，肾气丸亦主之。"唐宗海云："水饮重者，则兼有咳嗽等症，若但短气而不兼咳嗽等症者，为饮未甚，但有微饮而已。"故微饮者，用肾气丸养阳气以化阴。

综上所述，关于悬饮的治疗，首先应分析患者病机为何，病位所在，判断缓急轻重而采取相应治疗手段，所谓"治病必求于本"。悬饮急性发病期重症，当以峻下逐水为主，而后悬饮减轻，或悬饮轻症者则可理气通阳化饮，待后期微饮之时逐渐提升温补之力。

**【备用方】**

1. *木防己汤*

本方出自张仲景《金匮要略·痰饮咳嗽病脉证并治》："膈间支饮，其人喘满，心下痞坚，面色黧黑，其脉沉紧，得之数十日，医吐下之不愈，木防己汤主之。"

木防己三两，石膏十二枚（鸡子大），桂枝二两，人参四两。

上四味，以水六升，煮取二升，分温再服。

2. *旋覆花汤*

本方出自张仲景《金匮要略·五脏风寒积聚病脉证并治》："其人常欲蹈其胸上，先未苦时，但欲饮热，旋覆花汤主之。"旋覆花，《神农本草经》谓其"主治结气，胁下满，惊悸"；新绛，即绯帛，清人医案中还用，后来就没有这味药了。因为染帛为绛的原料是茜草根，所以今天以茜草作新绛用。

旋覆花三两，葱十四茎，新绛少许。

3. 十枣汤

本方出自张仲景《伤寒论·辨太阳病脉证并治》："太阳中风，下利呕逆，表解者，乃可攻之。其人𣅏𣅏汗出，发作有时，头痛，心下痞硬满，引胁下痛，干呕短气，汗出不恶寒者，此表解里未和也，十枣汤主之。"用于治疗悬饮严重、胸腔积液较多者，症见咳唾胸胁引痛，心下痞硬，干呕短气，头痛目眩，胸背掣痛不得息，舌苔白滑，脉沉弦者，可选用本方急治其标。

芫花（熬）、甘遂、大戟，等分。

上各为散。以水一升半，先煮大枣肥者十枚，取八合，去滓，纳药末。强人服一钱匕，羸人服半钱，温服之，平旦服。若下少病不除者，明日更服，加半钱，得快下利后，糜粥自养。

本方药效峻猛，只可暂用，不宜久服。若精神胃纳俱好，而水饮未尽去者，可再投本方；若泻后神疲乏力，食欲减退，则宜暂停攻逐；若患者体虚邪实，又非攻不可者，可用本方与健脾补益剂交替使用，或先攻后补，或先补后攻。

4. 葶苈大枣泻肺汤

本方见第二章第一节。

5. 苓桂术甘汤

本方出自《金匮要略·痰饮咳嗽病脉证并治》："心下有痰饮，胸胁支满，目眩，苓桂术甘汤主之。""夫短气有微饮，当从小便去之，苓桂术甘汤主之；肾气丸亦主之。"具有温阳化饮、健脾利湿之功效。主治中阳不足之悬饮。

茯苓四两，桂枝三两，白术三两，甘草二两。

上四味，以水六升，煮取三升，分温三服，小便则利。

6. 金匮肾气丸

本方见第二章第四节。

**【医案】**

胡某，男，84 岁。咳嗽喘息数十年，胸部 CT 示大量胸腔积液。刻下症见：喘息，咳嗽，痰多难咳，乏力，四肢发凉，双下肢水肿，时起时消，自觉下肢重着。纳眠可，二便调。舌暗绛，无苔，脉细。考虑患者久病，喘息并有大量胸腔积液，双下肢水肿。考虑患者气化失调，饮停胸胁，投以木防己汤加味，以补气温阳，泻肺利水。方用：生黄芪 120g，生晒参 15g，北沙参 60g，生山药 60g，山茱萸 15g，葶苈子 30g，木防己 30g，桂枝 10g，炒黑丑 10g，炙甘草 10g，苏子 10g。14 剂后患者喘息减轻，再予 7 剂守方继进。三诊时患者喘憋明显减轻，但周身乏力，恶寒，痰多难咳，色白质黏，夜尿 4～5 次 / 日。纳少，入睡困难。舌嫩红，苔少，脉弦细。考虑患者肾气不足，以金匮肾气丸加减。方用：肉桂 6g，制附片 10g，熟地黄 30g，山药 30g，山茱萸 15g，泽泻 10g，茯苓 15g，牡丹皮 10g，麦冬 15g，五味子 6g。14 剂后患者肾气渐充，继续原方加减补气养阳。

# 第七节 中 风

中风即西医诊断急性脑血管病，包括缺血性脑血管病、出血性脑血管病，是一种常见的临床急症。临床表现具有突然昏仆、不省人事、口眼㖞斜、言语謇涩、半身不遂等特征。以其发病突然，如矢石之中的，类似暴风摧残树木而枝断干摇，故名曰中风。中风急性期是以元阳不足、热毒瘀闭为主要病机。容易出现各种合病及并病，掌握本病急性期的中心病机是本病治疗的难点及要点。

**【经义】**

《灵枢·刺节真邪》：虚邪偏客于身半，其入深，内居荣卫，荣卫稍衰，则真气去，邪气独留，发为偏枯。

《灵枢·热病》：偏枯，身偏不用而痛，言不变，志不乱，病在分腠之间。

《金匮要略·中风历节病脉证并治》：夫风之为病，当半身不遂，或但臂不遂者，此为痹。脉微而数，中风使然……正气引邪，㖞僻不遂。邪在于络，肌肤不仁；邪在于经，即重不胜；邪入于腑，即不识人；邪入于脏，舌即难言，口吐涎。

《千金要方·论杂风状》：中风大法有四，一曰偏枯，二曰风痱，三曰风懿，四曰风痹。夫诸急卒病多是风，初得轻微，人所不悟，宜速与续命汤，根据穴灸之。夫风者百病之长，岐伯所言四者说，其最重也……偏枯者，半身不遂，肌肉偏不用而痛，言不变，智不乱，病在分腠之间。

《医学发明·中风有三》：中风者，非外来风邪，乃本气自病也。凡人年逾四旬，气衰之际……多有此疾。壮岁之际，无有也。若肥盛，则间有之，亦形盛气衰如此。治法和脏腑，通经络，便是治风。然轻重有三：中血脉，则口眼㖞斜，亦有贼风袭虚伤之者也；中腑，则肢废；中脏，则性命危急……中血脉，外有六经之形证，则从小续命汤加减及疏风汤治之。中腑，内有便溺之阻隔，宜三化汤或《局方》中麻仁丸通利之……中脏，痰涎昏冒，宜至宝丹之类镇坠。

**【论治】**

中风分为急性期和后遗症期。唐宋以前多认为中风是一种内因的病。在中风急性期多属于元阳不足，热毒瘀闭于内，故而在其治疗过程中，人参、干姜、当归、川芎始终占有重要地位。中风的发展过程中，可能出现其他的合病或者并病，比如出现肺炎、颅内高压等，则会影响我们对中风病机的整体把握，影响治疗。

其实，早在唐宋以前就已掌握中风急性期的核心病机，《灵枢经》指出"荣卫稍衰，则真气去，邪气独留"为偏枯发生的原因。而《金匮要略》中所附《古今录验》续命汤为中风病治疗的关键。其治中风痱，身体不能自收，口不能言，冒昧不知痛处，或拘急不得转侧。此方为麻杏石甘汤的加减，人参、干姜并入于内，既可以清太阳瘀热，也可补元阳不足，当归、川芎也可活血散风通络。在中风急性期，只要腑气一通，就可运用续命汤进行治疗。此外，大续命汤、小续命汤、西州续命汤、侯氏黑散、补阳还五汤、镇肝熄风汤、地黄饮子都可用于中风病的治疗。

当出现一些合病，可以根据患者的情况变化运用。如合并三阴病之时，可以在不同时候增加附子、细辛等，如小续命汤，治疗太阳瘀热不甚，而见三阴不足时，加黄芩清热，并增加活血散风通络之芍药、防风、防己，并以附子一枚，行补火助阳之功效。若急性期太阳瘀热较重，痰涎已生，可以使用大续命汤，大剂量麻杏石甘汤加黄芩清瘀热，并加入荆沥一升，可除风热，化痰涎，开经络，行血气。此外，元气不足较轻，可去人参，使用西州续命汤进行治疗。中风急性期，以《古今录验》续命汤为核心，四大续命汤均可量情使用，如同时合并阳明腑实，也可加入承气汤通腑。

中风急性期是无痰的，但在72小时之内，腑气不通，瘀热不清则容易酿生痰浊，此时侯氏黑散也可用于治疗。原文记载其"治大风，四肢烦重，心中恶寒不足者"，与续命汤相同，均使用人参、当归、干姜、川芎、桂枝等药固护元阳，散风通络。但续命汤合麻杏石甘汤清太阳瘀热，而侯氏黑散则增加了清肝热、化痰蚀、养血息风之效。患者平素气血亏损，虚阳上越，阳热炼液成痰，所以见面红、眩晕，甚则昏迷等证。又感风寒邪气，阻滞经脉，气血不畅，故四肢烦重，口眼㖞斜，半身不遂。阳气不足，风寒邪气向内，渐欲凌心，故合心中恶寒不足。

唐宋以后，中风病的治疗出现了一些偏颇。但近代以来，续命汤的基本病机慢慢地再次为人们所重视，由最初的元阳不足，到瘀阻于络脉，呈现络脉不畅的表现。《医林改错》中辨中风之半身不遂、口眼㖞斜、口角流涎、大便干燥、小便失禁均为气血虚衰之过，提出补阳还五汤的治疗思路。脑出血、脑梗死时常并发颅内高压的症状，如头痛、恶心、呕吐、肢体强直，其类似于肝风内动的症状，张锡纯提出"肝木失和风自肝起"，气血均上注于脑，充塞血管而累及神经，甚者昏厥不省人事，并拟镇肝熄风汤，以牛膝引血下行。

中风病，病情较重，变化多端，容易出现多种合病及并病，临床治疗比较困难，在其治疗过程中，把握核心病机是治疗的关键，应谨守病机，适当变化，随证治之。

**【备用方】**

1.《古今录验》续命汤

本方为《金匮要略》治疗中风之方，原文云："治中风痱，身体不能自收，口不能言，冒昧不知痛处，或拘急不得转侧"，症见半身不遂，口眼㖞斜，不能自转侧，舌质淡苔白薄，脉沉细弦。中风急性期治疗可使用此方。

麻黄、桂枝、当归、人参、石膏、干姜、甘草各三两，芎劳一两，杏仁四十枚。

上九味，以水一斗，煮取四升，温服一升，当小汗，薄覆脊，凭几坐，汗出则愈。不汗更服，无所禁，勿当风。并治但伏不得卧，咳逆上气，面目浮肿。

2. 大续命汤

本方为《千金要方》治疗中风之方。主治中风喑哑，昏迷不醒，半身不遂，口眼㖞斜，卒然喑哑，五脏偏枯贼风。妇人产后中风。中风肥盛，多痰多渴，肢体不遂。风中五脏，舌纵难言。

麻黄（八两，去节），大杏仁（四十枚，去皮尖、两仁），桂心、芎劳（各二两），石膏（四两，碎），黄芩、干姜、当归、甘草（炙，各一两），荆沥（一升）。

上一十味，㕮咀，以水一斗，先煮麻黄，去上沫，下药煮取四升，下荆沥煮取三升，分四服。能言。未瘥，后服小续命汤。

3. 小续命汤

本方为《千金要方》治疗中风之方。治卒暴中风，不省人事，渐觉半身不遂，口眼㖞斜，手足战掉，语言謇涩，肢体麻痹，神情气乱，头目眩重，痰涎并多，筋脉拘挛，不能屈伸，骨节烦疼，不得转侧。

麻黄（去节）、防己、人参、桂心、黄芩、芍药、芎䓖、杏仁（去尖皮、两仁）、甘草（炙，各一两），附子（炮，一枚，去皮），防风（一两半），生姜（五两，切）。

上一十二味，㕮咀，以水一斗，先煮麻黄，去上沫，纳诸药，煮取三升，分三服。有风预备一十剂。

4. 西州续命汤

本方为《千金要方》治疗中风之方。中风痱，身体不自收，口不能语，冒昧不识人，不知痛处，但拘急，中外皆痛，不得转侧。同《录验》续命汤。

麻黄（六两，去节），石膏（四两，碎），桂心（二两），杏仁（三十枚，去皮尖、双仁），芎䓖、干姜、黄芩、当归、甘草（炙，各一两）。

上九味，㕮咀，以水一斗二升，先煮麻黄，去上沫，下诸药煮取四升，分四服。

5. 侯氏黑散

本方为《金匮要略》治疗中风之方。原文云："治大风，四肢烦重，心中恶寒不足者。"

菊花四十分，白术十分，细辛三分，茯苓三分，牡蛎三分，桔梗八分，防风十分，人参三分，矾石三分，黄芩五分，当归三分，干姜三分，芎䓖三分，桂枝三分。

上十四味，杵为散，酒服方寸匕，日一服。初服二十日，温酒调服，禁一切鱼、肉、大蒜，常宜冷食，六十日止，即药积在腹中不下也，热食即下矣，冷食自能助药力。

### 6. 补阳还五汤

本方出自《医林改错》，原文记载："此方治半身不遂，口眼歪斜，语言謇涩，口角流涎，大便干燥，小便频数，遗尿不禁"。

黄芪四两（生），归尾二钱，赤芍一钱半，地龙一钱（去土），川芎一钱，桃仁一钱，红花一钱。

水煎服。

初得半身不遂，依本方加防风一钱，服四五剂后去之。如患者先有入耳之言，畏惧黄芪，只得迁就人情，用一二两，以后渐加至四两，至微效时，日服两剂，岂不是八两？两剂服五六日，每日仍服一剂。如已病三两个月，前医遵古方用寒凉药过多，加附子四五钱。如用散风药过多，加党参四五钱，若未服，则不必加。此法虽良善之方，然病久气太亏，肩膀脱落二三指缝，胳膊曲而搬不直，脚孤拐骨向外倒，哑不能言一字，皆不能愈之症。虽不能愈，常服可保病不加重。若服此方愈后，药不可断，或隔三五日吃一付，或七八日吃一付，不吃恐将来得气厥之症。方内黄芪，不论何处所产，药力总是一样，皆可用。

### 7. 镇肝熄风汤

本方出自《医学衷中参西录》，原方记载其"治内中风证（亦名类中风，即西人所谓脑充血证），其脉弦长有力（即西医所谓血压过高），或上盛下虚，头目时常眩晕，或脑中时常作疼发热，或目胀耳鸣，或心中烦热，或时常噫气，或肢体渐觉不利，或口眼渐形歪斜，或面色如醉，甚或眩晕，至于颠仆，昏不知人，移时始醒，或醒后不能撤消，精神短少，或肢体痿废，或成偏枯"。

怀牛膝一两，生赭石一两（轧细），生龙骨五钱（捣碎），生牡蛎五钱（捣碎），生龟板五钱（捣碎），生杭芍五钱，玄参五钱，天冬五钱，川楝子二钱（捣碎），生麦芽二钱，茵陈二钱，甘草钱半。

心中热甚者，加生石膏一两。痰多者，加胆星二钱。尺脉重按虚者，加熟地黄八钱、净萸肉五钱。大便不实者，去龟板、赭石，加赤石脂（喻嘉言谓石脂可代赭石）一两。

## 【医案】

### 案例1 大续命汤案

张某，男，33岁。2016年9月20日来诊。患者2007年曾脑出血（左侧），于2015年4月再次突发脑出血（右侧基底节区）。于某三甲医院住院治疗后症状好转出院。现症见：情绪暴躁，右侧偏瘫，不能自行站立行走，鼻饲饮食，口中流涎，二便调。查体：左侧肌力Ⅴ级，右侧Ⅰ级。口难张，口角左偏，舌不能伸。血压正常。脉沉细。投以大续命汤加减，以温阳通络祛风，兼清肝之郁热。方用：生麻黄10g，党参35g，桂枝10g，制附片15g，防风30g，羌活15g，葛根30g，黄芩30g，羚羊角粉0.6g，当归15g，川芎15g，赤芍30g，炙甘草10g。至2016年12月来诊，已拔除胃管，普食，有支撑物可自行站立。

### 案例2 补阳还五汤案

张某，男，61岁。2016年9月13日来诊。既往高血压、脑出血（3次），此次自觉双下肢无力，无麻木、颤抖，怕冷，行走不稳，血压150/80mmHg。纳差，睡眠差，大便可，自觉排小便无力，尿不尽，尿频。舌暗苔白腻，脉沉弱。考虑气虚血瘀，投以补阳还五汤加减。方用：生黄芪120g，赤芍15g，川芎15g，当归15g，广地龙15g，桃仁10g，红花10g，防风15g，熟地黄30g，益智仁30g。14剂后患者下肢乏力好转。

# 第八节　风　痱

风痱即西医诊断的急性脊髓炎、运动神经元病、多发性神经炎、氯化钡中毒等。各种遗传因素、病毒感染（如梅毒、结核杆菌等）、中毒等均会导致神经的损伤，发展成风痱，是常见的神经内科疾病，临床表现为"手足不能自收"，手足均不能由自己的意识控制，走路东倒西歪，如踩棉花，手不能自主，舌不能言语，甚至出现大小便失禁或者呼吸困难。本病目前尚缺乏有效的治疗措施。

## 【经义】

《灵枢·热病》：痱之为病也，身无痛者，四肢不收，智乱不甚，其言微知，可治，甚则不能言，不可治也。

《医学纲目》：瘫，废也。封卜即偏枯之邪气深者，以其半身无气荣运，故名偏枯，以其手足废而不收，故名痱。或偏废或全废，皆曰痱也。

《圣济总录》：病痱而废，肉非其肉者，以身体无痛，四肢不收而无所用也。

## 【论治】

风痱与偏枯虽同属肢体瘫痪的病证，但二者并不是同一种疾病。早在《灵枢·热病》中就对偏枯及风痱提出了鉴别：偏枯是半身不遂而痛，神志清楚；风痱病是四肢不能收引，而身体并无疼痛，且有意识障碍。所以不能把痱（或风瘫）简单地释义为中风后出现偏瘫，因为风痱除偏瘫（偏废）外，尚可有四肢不能收引（全废），身体并无疼痛，意识障碍等区别。江尔逊老中医认为，"脾病而四肢不用"，风痱的发生与外邪侵袭、脾胃气机突然升降失调有关。刘清泉教授也认为本病当属外风，与西医朊病毒感染所致运动神经元病理论，以及梅毒、结核杆菌感染所致急性脊髓炎不谋而合。外风伤人，多腠理闭塞，日久而络脉不通，更有甚者，伤及精血。故风入而痹其荣卫，即身体不能自收，口不能言，冒昧不知痛处，或拘急不能转侧也，甚而但伏而不得卧，呼吸困难。所以治疗当散风通络，调理脾胃阴阳。可以选用《古今录验》续命汤、西州续命汤、地黄饮子等方。在辨证时，还应判断病位气血之别，在明确气血的基础上知道病情的轻重：在血络则病情重而急，病情预后差，救命为根本，以地黄饮子加减收效；在气络则病情看似很重，但实际上病情不重，可以缠绵很久，故治本为核心，可用《古今录验》续命汤治疗。

地黄饮子载于刘完素所著《黄帝素问宣明论方》，主治下元虚衰，痰浊上泛之喑痱证。舌强不能言，足废不能用，口干不欲饮，足冷面赤，脉沉细弱。刘清泉教授常以地黄饮子加减治疗风痱血络病。病在血络之时，通络为治疗之重点。多使用鲜地黄，马钱子作通络之用。《神农本草经》中记载："干地黄，味甘、寒，主折跌绝筋，伤中，逐血痹，填骨髓，长肌肉，作汤，除寒热积聚，除痹。"《医学启源》论鲜地黄能"凉血、（润）皮肤燥"。《本草从新》谓其能"消小肠火，清燥金……消瘀通经……（治）诸大热、大渴引饮"。故鲜地黄能走皮肤，通经络，逐瘀破血。《本草易读》解，马钱子善疗咽喉痛痹，消痞块坚硬，还可堕胎，乃开通经络、透达关节之要药。现代药理学研究发现马钱子含有番木鳖碱，能使脊髓、延髓和大脑皮层兴奋，从而增强骨骼肌紧张度，改善肌肉无力状态。此外散风之法亦作通络之用，方中可加用羌活、防风等散风之药，并以麻黄、桂枝等开发肌腠，共奏散风通络之效。

《古今录验》是一本书，但目前已经失传，张仲景将书中所载续命汤收录，载："治中风痱，身体不能自收持，口不能言，冒昧不知痛处，或拘急不得转侧，并治但伏不得卧，咳逆上气，面目浮肿"，用于治疗风痱，气络病。仍用防风散风，生麻黄、桂枝开腠理，黄芩、石膏、生地黄清其内热，当归、川芎行血以灭风，干姜温散胃寒。江尔逊老中医认为本方石膏、干姜调理脾胃寒热，以"脾病而四肢不用"认识本方，可作参考。

**【备用方】**

1. 地黄饮子

本方出自《黄帝素问宣明论方·卷二·诸证门》："治内夺而厥，舌喑不能言，二足废不为用，肾脉虚弱，其气厥不至，舌不仁。经云：喑痱，足不履用，声音不出者。"临床见舌强不能言，足废不能用，口干不欲饮，足冷面赤，舌红，脉沉细弱。本方可用于治疗风痱，病位在血者。

熟干地黄、巴戟（去心）、山茱萸、石斛、肉苁蓉（酒浸，焙）、附子（炮）、五味子、官桂、白茯苓、麦门冬（去心）、菖蒲、远志（去心，各等分）。

上为末，每服三钱，水一盏半，生姜五片、枣一枚、薄荷少许，同煎至八分，不计时候。

推荐剂量：鲜地黄 30g，山茱萸 30g，石斛 30g，五味子

10g，麦门冬 20g，石菖蒲 10g，远志 10g，巴戟天 10g，酒苁蓉 10g，炮附子 20g，官桂 3g，白茯苓 30g，马钱子面 0.3g，生麻黄 6g。

阳虚不明显者，可去巴戟天、附子、肉苁蓉、炮附子、官桂；血虚、津液不足者，可加当归、鲜芦根。

2.《古今录验》续命汤

本方见第二章第七节。

【医案】

**案例 1　风痱，病位在血络**

患者满某，男性，64 岁。主因"记忆力减退 2 年，肢体肌肉萎缩 7 个月，间断胸闷 1 周余"由门诊以"下运动神经元综合征""Ⅱ型呼吸衰竭"于 2016 年 9 月 13 日收入院。现症见：嗜睡，每日卧床时间长，记忆力减退，肢体肌肉萎缩，肌力减退，蹲起困难，上下楼梯费力，身体瘦弱，胸闷憋气，活动后气短，双上肢不自主运动，夜间明显，体重近 4 个月由 50kg 下降至 41kg，不欲饮食，大便日行 1 次，质可，小便黄。

**一诊（2016 年 9 月 18 日）** 患者入院 5 天，精神状态极差，肌肉萎缩明显，全天长时间卧床，病房内如厕即觉呼吸困难，时有胸闷憋气，纳食不能，无自主觅食，吞咽功能减退，小便调，大便日 1 行，舌绛红无苔，脉弦。查体：胸廓活动度＜ 1.0cm。床边无创呼吸机备用。请刘清泉教授会诊，予处方如下：

鲜地黄 120g，石斛 30g，山茱萸 60g，当归 30g，羌活 15g，防风 15g，鲜芦根 120g，陈皮 10g，麻黄 6g，马钱子面 0.3g。日一剂，水煎温服，每日 2 次。

**二诊（2016 年 9 月 22 日）：** 服上方 3 天后，患者精神状态及纳食较前好转，已有自主活动，活动区域在病房楼道，无明显汗出，余症状及舌脉同前。继续予上方加减：

鲜地黄 90g，石斛 30g，山茱萸 60g，当归 30g，羌活 15g，防风 15g，鲜芦根 120g，陈皮 10g，麻黄 6g，桂枝 10g，马钱子面 0.3g。日一剂，水煎温服，每日 2 次。

**三诊（2016 年 9 月 27 日）**：患者出院，于门诊随诊。症见：患者精神症状明显好转，活动增加，可自行行走及散步，此次随诊自行步入诊室，但仍觉乏力，偶感憋闷，纳食明显好转，已有自主觅食，吞咽功能增强，眠差，有困倦感。大便日行 2 ～ 3 次，成形。家属述每食后总有便意。夜尿 2 ～ 3 次，尿黄。舌绛红无苔，脉弦。予处方如下：

鲜地黄 30g，生地黄 60g，当归 15g，羌活 10g，防风 30g，麻黄 10g，桂枝 15g，炒白术 15g，竹茹 10g，生石膏 30g，干姜 10g，黄芩 15g，马钱子面 0.3g。日一剂，水煎温服，每日 2 次。

后随访去世。

**案例 2　风痱病，病位在气络**

王某，男，54 岁。2016 年 11 月 15 日门诊初诊。主因"四肢肌肉萎缩 2 年"前来就诊。患者 2 年前于某医院诊断为"酒精中毒性周围神经病""运动神经元病"。现症见：四肢肌肉萎缩、自主呼吸弱、夜间需要呼吸机，上肢肌力 5 级 -，下肢肌力 3 级。纳眠可，小便频，便秘，依赖药物辅助排便。舌尖红，苔黄，有齿痕，脉滑数。予处方如下：

生麻黄 10g，桂枝 10g，杏仁 15g，生石膏 60g，当归 30g，川芎 15g，党参 30g，干姜 15g，防风 30g，炙甘草 10g，黄芩 15g，羚羊角粉 0.9g（冲服），生地黄 30g，生大黄 10g。14 剂，水煎温服，早晚分服。

二诊（2016年12月20日）：呼吸困难症状较前明显减轻，两肩疼痛，大便稀，膝盖以下发凉，四肢软弱无力，纳差，舌红，苔腻略黄，脉滑数。查体可见胸廓活动度增加。予处方如下：

生麻黄15g，桂枝15g，杏仁15g，生石膏30g，当归30g，川芎15g，党参30g，干姜10g，防风30g，炙甘草10g，黄芩15g，羚羊角粉0.6g（冲服），生地黄60g。14剂，水煎温服，早晚分服。

继续门诊随访加减治疗。

# 第九节 痫 证

痫证是一种发作性神志异常的疾病，俗称羊角风。其特征为发作时精神恍惚，甚则突然昏倒，不省人事，口吐涎沫，两目上视，四肢抽搐或发出吼叫声，醒后一如常人。发无定时，忽作忽止。特发性癫痫病因不明，可能与遗传有关，常在某特殊年龄段起病；症状性癫痫由各种明确的中枢神经系统病变所致，如脑外伤、脑血管疾病、脑肿瘤、中枢神经系统感染、遗传代谢性疾病、皮质发育障碍、神经系统变性疾病、药物、中毒等；隐源性癫痫较多见，临床表现提示症状性癫痫，但未找到明确病因。治疗上主要是控制发作为主，部分病因如神经胶质瘤等可行手术治疗。

【经义】

《素问·奇病论》：病名为胎病，此得之在母腹中时，其母有所大惊，气上而不下，精气并居，故令子发为癫疾也。

《灵枢·癫狂》：癫疾始作，先反僵，因而脊痛。

《三因极一病证方论·癫痫叙论》：夫癫痫病，皆由惊动，使脏气不平，郁而生涎，闭塞诸经，厥而乃成。或在母胎中受惊，或少小感风寒暑湿，或饮食不节，逆于脏气。

【论治】

痫证分发作期和休止期。刘清泉教授认为癫痫发作是由于风热内侵，或盛怒不止，五脏亢甚。血热迸归于心，上逆于头，故面红、目赤、神志昏迷，气血上涌而不行于四肢，故瘫痪不能运动。热伤阴血，不能滋润筋脉，故抽搐。热盛则炼液成痰，亦可成为惊风、癫痫病。因此，在急性期时，热盛而气血翻涌是基本病机。而《金匮要略》所列风引汤，可治疗五脏火热炽盛、血热上升引起的中风瘫痪、癫痫、小儿惊风等病，具有清热降火、镇惊息风之功。方中大黄、桂枝泄血分实热，通行血脉，引血下行，为除热治瘫痫的主药，滑石、石膏、寒水石、紫石英、赤石脂、白石脂沉降血热，潜阳下行，清金伐木，引湿热从尿而出；龙骨、牡蛎镇惊安神，固涩胃肠，可防苦寒金石药物引起泄沉，干姜、甘草温暖脾胃，和中益气，防诸石之寒。以上十二味，合成引风热下行的风引汤，对于癫痫急性期的治疗十分适宜。

痫证的病因十分复杂，但是痰涎作祟是公认的中医病理机制。尤其是痫证日久的患者，脾胃虚弱，痰浊内生，走窜经络，更易发病。在休止期的治疗中，健运脾胃，从根源上减少痰涎的滋生，是治疗的重点。因此，刘清泉教授对于表现为脾胃虚弱者多选用《脾胃论》所列半夏白术天麻汤进行治疗。此外，肝火偏旺，火动生风，煎熬津液，结而为痰，后期治疗多选用柴胡加龙骨牡蛎汤治疗。

## 【备用方】

### 1. 风引汤

本方见第一章第三节。

### 2. 柴胡加龙骨牡蛎汤

本方出自《伤寒论·辨太阳病脉证并治》，为治疗谵语、胸满烦惊的代表方剂。原文云："伤寒八九日下之，胸满烦惊，小便不利，谵语，一身尽重，不可转侧者，柴胡加龙骨牡蛎汤主之。"主治伤寒往来寒热，胸胁苦满，烦躁惊狂不安，时有谵语，身重难以转侧等症，现经常用于癫痫的治疗。

柴胡四两，龙骨、黄芩、生姜（切）、铅丹、人参、桂枝（去皮）、茯苓各一两半，半夏二合半（洗），大黄二两，牡蛎一两半（熬），大枣六枚（擘）。

上十二味，以水八升，煮取四升，内大黄，切如棋子，更煮一两沸，去滓，温服一升。

3. 半夏白术天麻汤

本方为《脾胃论》中治疗痰厥头痛之方。治疗患者"胃气已损，复下两次，则重虚其胃，而痰厥头痛作矣"。能补脾胃，化痰湿，定虚风，治疗头痛如裂，目眩头晕，胸脘烦闷，恶心呕吐，痰唾稠黏，气短懒言，四肢厥冷，不得安卧者。

黄柏二分，干姜三分，天麻、苍术、白茯苓、黄芪、泽泻、人参以上各五分，白术、炒曲以上各一钱，半夏（汤洗七次）、大麦蘖面、橘皮以上各一钱五分。

上件药㕮咀，每服半两，水二盏，煎至一盏，去渣，带热服，食前。

【医案】

**案例 1　风引汤，继以柴胡加龙骨牡蛎汤案**

李某，男，29 岁，2016 年 8 月 23 日初诊。既往左额叶神经胶质细胞瘤病史。主诉：发现癫痫 14 年，再发加重 3 年。病史概要：患者 2002 年癫痫发作，伴短暂意识丧失，肢体抽搐，口中涎沫，被移动时苏醒，醒后自觉乏力，头痛。先后于两家三甲医院明确诊断为"癫痫"，服用德巴金治疗，效果不明显，平均 1 ～ 2 日即发作。后自行服用"医痫丸"，发作频次减少，减至半年 1 次。患者逐渐停药，此后 6 年间无癫痫发作。2008 年癫痫再次发作，平均 2～3 日 / 次，发作时牙关紧闭明显，肢体抽搐程度加重，口吐白沫。2011 年于某三甲医院查头 MRI，诊断为"神经胶质瘤"，建议手术以明确诊断及治疗。术后病理示左额叶少突胶质细胞瘤。术后遗右侧肢体活动不利，术后未行化疗。2011～2013 年术后未再出现癫痫发作。2013～2016 年，间断出现癫痫，夜间发作，平均 1～3 个月发作一次，发作时肢体抽搐，嘴唇发紫，喉中有痰，口吐白沫，性急，自觉喉中有黏痰，可咳出，冬季手脚凉，纳可，眠欠安，二便调。舌暗红，苔薄白，脉沉细虚。考虑风热内扰，宜清热息风，镇静安神。投以风引汤加减，方用：桂枝 10g，干姜 10g，生龙骨 30g，生牡蛎 30g，寒水石 30g（先煎），滑石 30g（先煎），赤石脂 30g（先煎），紫石英 15g（先煎），生石膏 30g，酒大黄 6g，炙甘草 10g，天冬 15g，生代赭石 30g（先煎），土茯苓 100g，天麻 30g，牛蒡子 10g。同时服用同仁堂牛黄清心丸日 1 丸。服药后癫痫未再发作，失眠、性急等症均见好转。后以柴胡加龙骨牡蛎汤继续门诊加减治疗，随访半年，未再发作。

**案例 2　风引汤，继以半夏白术天麻汤案**

孙某，女，60 岁，2016 年 7 月 26 日初诊。主诉：癫痫间断发作 1 个月。病史摘要：近 1 个月癫痫发作 2 次，发作时四肢抽搐痉挛，口吐白沫，家人帮助后，症状可控制。头部核磁提示：两侧放射冠、额叶皮层缺血样改变，脑皮质变性。现症见：纳可，眠安，二便调。舌紫暗，有齿痕，苔白。投以风引汤加减，方用：赤石脂 30g，紫石英 30g，块滑石 30g，生石膏 30g，寒水石 30g，干姜 15g，桂枝 30g，熟大黄 10g，炙甘草

10g，生龙骨 30g，生牡蛎 30g。同时牛黄清心丸早晚各 1 丸。治疗期间间断出现右眼跳痛，刘清泉教授认为眼跳为癫痫发作前兆，后以半夏白术天麻汤加减治疗。随访至 2016 年 11 月，患者仅发作 1 次癫痫，且症状较前明显减轻。

# 第十节 胸 痹

胸痹是指以胸部闷痛，甚则胸痛彻背，喘息不得卧为主症的一种疾病。轻者仅感胸闷如窒，呼吸欠畅，严重者心痛彻背、背痛彻心。

## 【经义】

《灵枢·五邪》：邪在心，则病心痛。

《素问·脏气法时论》：心病者，胸中痛，胁支满，胁下痛，膺背肩胛间痛，两臂内痛。

《灵枢·邪客》：五谷入于胃也，其糟粕津液宗气，分为三隧，故宗气积于胸中，出于喉咙，以贯心脉，而行呼吸焉。

《金匮要略·胸痹心痛短气病脉证治》：胸痹之病，喘息咳唾，胸背痛，短气，寸口脉沉而迟，关上小紧数。

《医门法律·中寒门》：胸痹心痛，然总因阳虚，故阴得乘之。

《类证治裁·胸痹》：胸痹，胸中阳微不运，久则阴乘阳位，而为痹结也，其症胸满喘息，短气不利，痛引心背。由胸中阳气不舒，浊阴得以上逆，而阻其升降，甚则气结咳唾，胸痛彻背。夫诸阳受气于胸中，必胸次空旷，而后清气转运，布息展舒。胸痹之脉，阳微阴弦，阳微知在上焦，阴弦则为心痛，以《金匮》《千金》均以通阳主治也。

**【论治】**

胸痹首见于《金匮要略》，该书对胸痹的临床症状归纳为"喘息咳唾，胸背痛，短气"。对于胸痹的认识，从脏腑角度来讲主要涉及心、肺二脏；从气血津液角度来讲，是宗气不利导致心肺功能异常，宗气失于司呼吸则为喘息咳唾、短气，失于贯心脉即为胸痛背痛，胸阳痹阻，宗气不利为胸痹的核心病机。

仲景论治胸痹分为虚、实、寒、热。瓜蒌薤白半夏汤、瓜蒌薤白白酒汤、枳实薤白桂枝汤、人参汤的方剂应用，体现出疾病由实向虚的转化。开始病性是实，以酒煮药，酒是开痹非常强的药物，虚象出现以后，不用酒了，改为人参汤，以及治疗胸痛彻背、背痛彻心的乌头赤石脂丸，但此表现在临床上更类似于真心痛。

宗气不利包括宗气虚衰，宗气痹阻及宗气下陷。李东垣应用补中益气汤治疗喘息，寒热，短气，也是胸痹治疗的一部分。他和仲景的学术渊源一脉相承。张锡纯提出大气下陷的病机，应用升陷汤治疗。升陷汤与补中益气汤最大区别在于，升陷汤证位置在上焦肺，补中益气汤证位置在中焦脾胃。胸痹的核心是宗气，宗气来源于自然之清气、来源于水谷之精微，所以宗气不足往往是脾胃运化不利。仲景提出人参汤调理中焦，宗气依然会下陷，李东垣提出了补中益气汤，症状描述就是胸痹，核心是宗气不利。宗气的虚、实，痹阻、下陷，体现了宗气的变化。李东垣到张锡纯，运用了宗气的功能，圆满地描述了胸痹。以瓜蒌薤白的应用为核心，对胸痹虚实寒热的变化进行治疗。疾病病性进入虚象，应用参芪术来补益宗气并升清阳，这就是由实转虚的变化。

**【备用方】**

1. 瓜蒌薤白白酒汤

本方见第二章第一节。

2. 瓜蒌薤白半夏汤

本方见第二章第一节。

3. 枳实薤白桂枝汤、人参汤

两方记载于《金匮要略·胸痹心痛短气病脉证治》："胸痹心中痞，留气结在胸，胸满，胁下逆抢心，枳实薤白桂枝汤主之，人参汤亦主之。"症见：胸满痛，甚或胸痛彻背，喘息咳唾，短气，气从胁下冲逆，舌苔白腻，脉沉弦或紧。病性属实者，方选枳实薤白桂枝汤，属虚者，方选人参汤。

**枳实薤白桂枝汤方**

枳实四枚，厚朴四两，薤白半斤，桂枝一两，瓜蒌实一枚（捣）。

上五味，以水五升，先煮枳实、厚朴，取二升，去滓，内诸药，煮数沸，分温三服。

**人参汤方**

人参、甘草、干姜、白术各三两。

上四味，以水八升。煮取三升，温服一升，日三服。

4. 补中益气汤

本方见第二章第三节。

5. 升陷汤

本方出自《医学衷中参西录》："治胸中大气下陷，气短不足以息，或努力呼吸，有似乎喘，或气息将停，危在顷刻。其兼证，或寒热往来，或咽干作渴，或满闷怔忡，或神昏健忘，种种病状，诚难悉数。其脉象沉迟微弱，关前尤甚。其剧者，或六脉不全，或叁伍不调。"

生黄芪六钱，知母三钱，柴胡一钱五分，桔梗一钱五分，升麻一钱。

若气分虚极下陷者，酌加红人参10～30g，或再加山茱萸30g以收敛气分之耗散。

# 第十一节　真心痛

真心痛表现为剧烈而持久的胸骨后疼痛，可伴随心悸、水肿、肢冷、喘促、汗出、面色苍白等症状。特点为发病急，病情重，严重者危及生命。真心痛病情更重，厥心痛病情更急，卒心痛病因更广泛。真心痛在当代归属于急性心肌梗死相关的疾病，但两者既有相关性又不完全一致，如急性胰腺炎、胆绞痛的部分患者亦归属于真心痛的范畴。

【经义】

《灵枢·厥论》：真心痛，手足青至节，心痛甚，旦发夕死、夕发旦死。

《难经·六十难》：头心之病，有厥痛，有真痛，何谓也？……其五脏气相干，名厥心痛……其痛甚，但在心，手足青者，即名真心痛。其真心痛者，旦发夕死、夕发旦死。

【论治】

真心痛的病机在于寒凝热聚、阻滞气机所致血脉气血运行不畅，不通则痛。真心痛以元气不足为根本，六淫及情志失调、饮食不节是诱因。对于真心痛治疗，核心是调畅气机，以热象明显者应清热以调畅气机，若寒则温阳散寒兼调畅气机。真心痛在疾病发生与发展过程中易出现厥脱，早期即要固脱，这是治疗的重要环节。调畅气机的方剂主要是大柴胡汤，大柴胡汤无论寒热皆可应用，目的在于通降气机。以热邪为主可合用四妙勇安汤，因四妙勇安汤为治疗外科脱疽病变的重要方剂，合用大柴胡汤可通腑泻浊。如果为寒凝，则用大柴胡汤合用四逆汤治疗。对于冠心病、急性心肌梗死来讲，配合经皮冠状动脉介入治疗（PCI）开放血管可应用这两类方剂。PCI治疗过程中要注意防治厥脱，可以在这两类方剂的基础上加入人参。人参、大黄配附子，人参、大黄配银花，三个药物可分别作为寒证真心痛与热证真心痛的核心药物使用。

## 【备用方】

### 1. 大柴胡汤

本方记载于《伤寒论·辨太阳病脉证并治》，原文记载："太阳病，过经十余日，反二三下之，后四五日，柴胡证仍在者，先与小柴胡汤。呕不止，心下急，郁郁微烦者，为未解也，与大柴胡汤下之则愈。"症见：往来寒热，胸胁苦满，呕不止，郁郁微烦，心下痞硬，或心下满痛，大便干或协热下利，舌苔黄，脉弦数有力。治疗核心为通降气机。

柴胡半斤，黄芩三两，芍药三两，半夏半升（洗），生姜五两（切），枳实四枚（炙），大枣十二枚，大黄二两。

上八味，以水一斗二升，煮取六升，去滓，再煮，温服一升，日三服。

### 2. 四逆汤

本方出自《伤寒论》，原文记载："少阴病，脉沉者，急温之，宜四逆汤。""吐利汗出，发热，恶寒，四肢拘急，手足厥冷者，四逆汤主之。""脉浮而迟，表热里寒，下利清谷者，四逆汤主之。"症见：四肢厥逆，恶寒蜷卧，神衰欲寐，面色苍白，腹痛下利，舌苔白滑，脉微细。治疗核心为回阳救逆。

甘草二两（炙），干姜一两半，附子（生用、去皮）一枚、破八片。

上三昧，以水三升，煮取一升二合，去滓，分温再服。强人可大附子一枚，干姜三两。

3. *四妙勇安汤*

出自《验方新编》，症见热毒内盛，舌红脉数。

金银花、玄参各三两，当归二两，甘草一两。

水煎服。

# 第十二节 胃 痛

胃痛，又称胃脘痛，是上腹胃脘部近心窝处疼痛为主症的病证。

【经义】

《灵枢·邪气脏腑病形》：胃病者，腹䐜胀，胃脘当心而痛。

《灵枢·经脉》：脾足太阴之脉……入腹，属脾，络胃……是动则病，舌本强，食则呕，胃脘痛，腹胀，善噫，得后与气，则快然如衰，身体皆重。

《外台秘要·心痛方》：足阳明为胃之经，气虚逆乘心而痛，其状腹胀归于心而痛甚，谓之胃心痛也。

《医学正传·胃脘痛》：古方九种心痛……详其所由，皆在胃脘，而实不在心也……气在上者涌之，清气在下者提之，寒者温之，热者寒之，虚者培之，实者泻之，结者散之，留者行之。

【论治】

本病的核心病机为血瘀寒饮壅滞于中焦，胃失和降，不通则痛。

【备用方】

1. 丹参饮

本方出自《时方歌括》："丹参饮。治心痛、胃脘诸痛多效，妇人更效。心腹诸痛有妙方，丹参为主义当详。檀砂佐使皆遵法，入咽咸知效验彰。"

丹参一两，檀香、砂仁各一钱。

水一杯半，煎七分服。

2. 金铃子散

本方出自《太平圣惠方》："热厥心痛，或作或止，久不愈者。"

金铃子、延胡索各一两。

上为细末，每服三钱，酒调下。

3. 枳术丸

本方出自《脾胃论》："治痞，消食，强胃。"

枳实（麸炒黄色）一两，白术二两。

上同为极细末，荷叶裹烧饭为丸，如梧桐子大。每服五十丸，多用白汤下。

4. 藿香正气散

本方出自《太平惠民和剂局方》，原文记载："治伤寒头痛，憎寒壮热，上喘咳嗽，五劳七伤，八般风痰，五般膈气，心腹冷痛，反胃呕恶，气泄霍乱，脏腑虚鸣，山岚瘴疟，遍身虚肿；妇人产前、产后，血气刺痛；小儿疳伤，并宜治之。"见第一章第七节。

本方用于治疗暑季感受暑湿、生冷所致胃痛。

# 第十三节　痞　满

痞满是以自觉心下痞塞，胸膈胀满，触之无形，按之柔软，压之无痛为主要症状的病证。

**【经义】**

《素问·五常政大论》：备化之纪……其病痞……卑监之纪……其病留满痞塞。

《素问·太阴阳明论》：饮食不节，起居不时者，阴受之……阴受之则入五脏……入五脏则䐜满闭塞。

《伤寒论·辨太阳病脉证并治》：满而不痛者，此为痞……若心下满而硬痛者，此为结胸也，大陷胸汤主之。但满而不痛者，此为痞，柴胡不中与之，宜半夏泻心汤。

《景岳全书·痞满》：痞者，痞塞不开之谓；满者，胀满不行之谓。盖满则近胀，而痞则不必胀也……凡有邪有滞而痞者，实痞也，无物无滞而痞者，虚痞也。有胀有痛而满者，实满也；无胀无痛而满者，虚满也。实痞实满者，可消可散，虚痞虚满者，非大加温补不可。

**【论治】**

本病的核心病机为中焦气机不利，脾胃升降失司。病性属虚实夹杂。治法为升清降浊，辛开苦降。痞满往往兼夹肝气郁结，基本治疗方剂为枳实泻痞丸。围绕枳实消痞丸变化应用仲景的半夏泻心汤、甘草泻心汤、生姜泻心汤，甘草泻心汤偏于脾虚，生姜泻心汤偏于夹杂饮邪，半夏泻心汤偏于浊气内扰。

**【备用方】**

1. 生姜泻心汤

本方出自《伤寒论·辨太阳病脉证并治》，原文记载："伤寒汗出，解之后，胃中不和，心下痞硬，干噫食臭，胁下有水气，腹中雷鸣下利者，生姜泻心汤主之。"本方和胃消痞，散结除水，主治伤寒汗后，胃阳虚弱，水饮内停，心下痞硬，肠鸣下利；妊娠恶阻，噤口痢。

生姜四两（切），甘草三两（炙），人参三两，干姜一两，黄芩三两，半夏半升（洗），黄连一两，大枣十二枚（擘）。

上八味，以水一斗，煮取六升，去滓，再煎取三升，温服一升，日三服。

2. 半夏泻心汤

本方在《伤寒论》及《金匮要略》均有记载。《伤寒论·辨太阳病脉证并治》载："伤寒五六日，呕而发热者，柴胡汤证具，而以他药下之，柴胡证仍在者，复与柴胡汤。此虽已下之，不为逆，必蒸蒸而振，却发热汗出而解。若心下满而硬痛者，此为结胸也，大陷胸汤主之。但满而不痛者，此为痞，柴胡不中与之，宜半夏泻心汤。"《金匮要略·呕吐哕下利病脉证治》载："呕而肠鸣，心下痞者，半夏泻心汤主之。"本方和胃降逆，散结消痞，主治寒热错杂之痞证。表现为寒热中阻，胃气不和，心下痞满不痛，或干呕，或呕吐，肠鸣下利，舌苔薄黄而腻，脉弦数。

半夏半升（洗），黄芩、干姜、人参、甘草（炙）各三两，黄连一两，大枣十二枚（擘）。

上七味，一斗，煮取六升，去滓，再煎取三升，温服一升，日三服。

3. 甘草泻心汤

本方出自《伤寒论·辨太阳病脉证并治》，原文记载："伤寒中风，医反下之，其人下利日数十行，谷不化，腹中雷鸣，心下痞硬而满，干呕，心烦不得安。医见心下痞，谓病不尽，复下之，其痞益甚。此非结热，但以胃中虚，客气上逆，故使硬也，甘草泻心汤主之。"本方益气和胃，消痞止呕。主治伤寒痞证，胃气虚弱，腹中雷鸣，下利，水谷不化，心下痞硬而满，干呕心烦不得安；狐惑病。本方偏于治疗脾胃虚弱之痞满。

甘草四两（炙），黄芩三两，干姜三两，半夏半升（洗），大枣十二枚（擘），黄连一两。

4. 枳实消痞丸

本方出自《兰室秘藏》，原文记载："治右关脉弦，心下虚痞，恶食懒倦，开胃进饮食。"功效为消痞除满，健脾和胃。

干生姜、炙甘草、麦芽曲、白茯苓、白术、半夏曲、人参各三钱，厚朴四钱，枳实、黄连五钱。

上为细末，汤浸蒸饼为丸，如梧桐子大，每服五七十丸，白汤下，食远服。

# 第十四节　胆　胀

胆胀即西医诊断的急性胆囊炎、慢性胆囊炎急性发作、急慢性胆管炎、胆汁淤积症、胆石症等，是右胁痛胀，口苦，善太息，伴有胃脘部胀满不适，并且反复发作的一种疾病。本病大多由七情失调、饮食不节等导致肝胆疏泄失职，脾胃升降乖逆，胆腑壅胀而成。治疗本病重在调肝理脾。

【经义】

《灵枢·胀论》：胆胀者，胁下痛胀，口中苦，善太息。

《症因脉治·卷三·肿胀总论》：胁肋作痛，口苦太息，胆胀也……肝胆主木，最喜条达，不得疏通，胆胀乃成。

《医学入门》：胃移热于胆，则病矣。

《悬壶漫录》：本病的发生和形成，有其急性病变之时，也有演变慢性病理之期。所谓急性，病理形成因素有三：一为内在脏腑本气自病，由经络连属、气、水津相用，相互渗透而生；二为体外六淫之邪为患；三是情志失调，怒勃不解，或恐惧不除，久则损伤胆体，促少阳升发之气内乏，经络不利，胆汁淤结而生此病。

【论治】

明代秦景明在《症因脉治》中对胆胀一病有较为详细的论

述，从病因病机、临床表现到治疗方药均有论述，而且是胆胀病首次有论有方的记载。其治曰："胆胀者，柴胡清肝饮。"至今，柴胡清肝饮仍是治疗胆胀的有效方剂之一。

现代学者任继学老先生在《悬壶漫录》中谈到胆胀的治疗，他认为治胆多以疏肝为达，理脾为如也。症见经热者，当宜表里双解为法，方用增损小柴胡汤主治；症见热结腑实者，必以通腑泄热为法，方用增损大柴胡汤主治；症见湿热蕴结者，治当清热利湿为主，方用甘露消毒丹治之，龙胆泻肝汤亦主之；症见气滞血瘀者，治必理气化瘀为法，方用异香散治之；病呈寒热错杂者，法当调整阴阳为主，方用乌梅丸治之；症见阳虚寒结者，必当温经散寒为法，方用加味温胆汤治之。但也应用外治法配合治疗，其方法有：熨法，用姜、葱炒热包熨，或用葱、蒜、艾、韭炒热熨之；外贴法，可用白芥子水研敷之，或用吴茱萸醋研敷之，而琥珀膏效应更佳。

**【备用方】**

1. 柴胡清肝饮

本方载于《症因脉治》，由柴胡、山栀、丹皮、青皮、苏梗、白芍、钩藤组成。主治肝胆火郁，致成胆胀，症见胁肋胀痛，口苦太息者。

口苦、胸胁胀满甚者，加黄芩、龙胆草；气滞明显者，加郁金、合欢皮；胁痛明显者，加海金沙、乳香。

2. 大柴胡汤

本方见第二章第十一节。

3. 柴胡疏肝散

本方出自《景岳全书》，由柴胡、香附、枳壳、陈皮、白芍、川芎、炙甘草组成。此方由四逆散去枳实，加陈皮、枳壳、香附、川芎而成。主治肝气郁滞证。症见胁肋疼痛，胸闷喜太息，情志抑郁易怒，或嗳气，脘腹胀满，脉弦。

胆中有砂石者，加鸡内金、金钱草、海金沙；胁痛甚者，加延胡索、川楝子；大便秘结者，加大黄。

【医案】

陈某，男，49 岁。于 2018 年 11 月 15 日初诊。患者主因"右胁肋部疼痛半年，加重 1 周"就诊。既往有胆结石病史 5年，于半年前行碎石术。现症见：右胁部疼痛，劳累及生气后加重，口干口苦，大便干结，小便黄，舌红苔黄腻，脉弦滑。中医诊断为胆胀，邪犯少阳，郁热内结。给予大柴胡汤加减。柴胡 30g，黄芩 12g，生大黄 6g，赤芍 15g，半夏 30g，枳实15g，海金沙 30g，郁金 15g。14 剂后患者复诊诉胁痛明显减轻，大便偏溏，守上方去生大黄，继续服用 10 剂巩固疗效。

# 第十五节　脾心痛

脾心痛即西医诊断的急性胰腺炎，是一种常见的急腹症。发病急骤，左上腹或整个上腹剧烈疼痛，痛如刀割，可伴有恶心呕吐、发热等，多发于青壮年。

【经义】

《三因极一病证方论》：脾心痛者，如针锥刺其心腹，蕴蕴然气满。

《素问·至真要大论》：厥阴之复，少腹坚满，里急暴痛……厥心痛，汗发呕吐，饮食不入，入而复出，筋骨掉眩，清厥，甚则入脾，食痹而吐。

《灵枢·厥病》：厥心痛，腹胀胸满，心尤痛甚，胃心痛也……厥心痛，痛如以锥针刺其心，心痛甚者，脾心痛也。

《杂病源流犀烛·心病源流》：腹胀胸满，胃脘当心痛，上支两胁，咽膈不通，胃心痛也。

【论治】

《伤寒论·辨阳明病脉证并治》载："发汗不解，腹满痛者，急下之，宜大承气汤。"《金匮要略心典》载："按之满而痛者，为有形之实邪。实则可下，而心下满痛，则结处尚高，与腹中满痛不同，故不宜大承气而宜大柴胡，承气独主里实，柴胡兼通阳痹也。"腑气不通是本病的基本病机，通里攻下应贯穿本病治疗的始终。急性期针对肝郁气滞、肝胆湿热、腑实热结、瘀毒互结及内闭外脱的病机，分别给予疏肝解郁、清热化湿、通腑泄热、祛瘀通腑、回阳救逆的治疗。缓解期主要针对肝郁脾虚、气阴两虚的病机特点，分别给予疏肝健脾、益气养阴的治疗。

**【备用方】**

1. 柴胡疏肝散

本方见第二章第十四节。

2. 大承气汤

本方出自《伤寒论·辨阳明病脉证并治》，原书载："汗出谵语者，以有燥屎在胃中，此为风也。须下者，过经乃可下之。下之若早，语言必乱，以表虚里实故也。下之则愈，宜大承气汤。"

大黄四两，厚朴半斤，枳实五枚。

上三味，以水四升，煮取一升二合，去滓，分温二服。初服汤当更衣，不尔者尽饮之；若更衣者，勿服之。

伴有胁痛者，加柴胡、黄芩；痛甚者，加延胡索、乳香。

3. 大黄牡丹汤

本方出自《金匮要略·疮痈肠痈浸淫病脉证并治》，原书载："肠痈者，少腹肿痞，按之即痛，如淋，小便自调，时时发热，自汗出，复恶寒，其脉迟紧者，脓未成，可下之，当有血。脉洪数者，脓已成，不可下也。大黄牡丹汤主之。"

大黄四两，牡丹一两，桃仁五十个，瓜子半升，芒硝三合。

上五味，以水六升，煮取一升，去滓，内芒硝，再煎沸，顿服之，有脓当下；如无脓，当下血。

化脓者，加薏苡仁、败酱草；发热者，加柴胡、忍冬藤、金银花、连翘；恶心呕吐者，加姜竹茹、半夏。

【医案】

梁某，女，78岁。于2019年4月19日因"发热伴腹痛1个月，再发腹痛1天"就诊。

患者1个月前饱食后夜间出现腹痛，体温升高，最高至38.8℃，急诊完善相关检查，诊断为急性胰腺炎，行急诊手术。术后患者恢复良好。1周前无明显诱因再次出现腹痛、恶心症状，轻度发热，体温37.8℃，大便带有白色脓液。查体无明显阳性体征，血清淀粉酶无升高，无手术指征，求助中医治疗。中医诊断为脾心痛，予大黄牡丹汤加减。生大黄10g，牡丹皮15g，桃仁30g，冬瓜仁30g，芒硝15g，厚朴20g，枳实15g，忍冬藤60g。3剂。服后体温降至正常，腹痛减轻，排出大量白色脓便。

# 第十六节 泄 泻

泄泻即西医诊断的急慢性肠炎、肠吸收功能紊乱、胃肠型感冒、食物中毒、过敏性结肠炎、肠结核等以泄泻为主要表现的疾病。泄泻以大便次数增多，便质稀溏或完谷不化，甚则如水样为主要表现。

【经义】

《素问·生气通天论》：春伤于风，邪气留连，乃为洞泄。

《素问·阴阳应象大论》：湿盛则濡泻。

《素问·金匮真言论》：长夏善病洞泄寒中。

《素问·阴阳应象大论》：清气在下，则生飧泄。

《难经·五十七难》：胃泄者，饮食不化，色黄；脾泄者，腹胀满，泄注，食即吐逆；大肠泄者，食已窘迫，大便色白，肠鸣切痛。

《三因极一病证方论·泄泻叙论》：喜则散，怒则激，忧则聚，惊则动，脏气隔绝，精神夺散，以致溏泄。

《景岳全书·泄泻》：泄泻之本，无不由于脾胃……泄泻之因，惟水火土三气为最……凡泄泻之病，多由水谷不分。

【论治】

泄泻的治疗首先应分虚实与寒热。泄泻属实证者，多发病急，病势急迫，多因外感、饮食不当、情志不畅等因素引起，症见腹部胀痛，急迫欲便，便质黄臭，或兼肛门灼热，泻后腹痛减轻，舌红苔黄，脉滑数。针对此类病证，可选用的方剂包括葛根芩连汤、大承气汤等。兼有泄泻便质黏滞者，多因湿热迫于大肠，治疗方剂中可酌情加入祛湿之品，如苍术、厚朴、黄柏等。正如《丹溪心法·泄泻》中所云："湿用四苓散加苍术，甚者苍、白二术同加，炒用燥湿兼渗泄。"如有因情志因素引起者，患者泄泻多随情绪变化而波动，治疗时可酌情加入健脾疏肝之品。针对泄泻属实者，切勿妄自止泻，以免闭门留寇。

泄泻属虚证者，多病程缠绵，病势相对较缓，多因长期脾胃虚弱，运化不足所致，泄泻便质多为水样便，臭味不甚明显，患者多伴气短乏力，腹部及肛门下坠感，舌质暗淡，苔白或厚腻，脉沉细。此类病证以寒性泄泻偏多，症见腹部畏寒，腹痛轻微而喜按，泻后腹痛不减，体重减轻、面色无荣等。治疗上对脾胃虚弱引起者可选用参苓白术散，酌情加入升麻、羌活等升提醒脾之品；而对于脾肾阳虚引起的慢性泄泻者，可选用四神丸、赤石脂禹余粮汤治疗，着重温补脾肾，从后天之本治疗，缓缓补之，切勿妄补。

**【备用方】**

1. 葛根芩连汤

本方见第一章第六节。

发热头痛者，加金银花、连翘、薄荷；恶心呕吐者，加半夏、竹茹；腹痛腹胀者，加木香、白芍。

2. 痛泻要方

本方出自《丹溪心法》，具有补脾柔肝，祛湿止泻之功效。

主治脾虚肝旺、运化失常所致之痛泻证。症见肠鸣腹痛，大便泄泻，腹痛必泻，反复发作，舌苔薄白，脉弦而缓。

炒白术三两，炒芍药二两，炒陈皮一两半，防风一两。

纳呆食少者，加党参、山药；胸胁胀满者，加川楝子、青皮；胃中嘈杂吞酸者，加黄连、吴茱萸。

### 3. 参苓白术散

本方出自《太平惠民和剂局方》，主治脾胃虚弱，食少便溏，四肢乏力，形体消瘦，胸脘痞塞，腹胀肠鸣，面色萎黄，舌苔白腻，脉细缓。

刘教授常用参苓白术散加减：

莲子肉（去皮）、薏苡仁、缩砂仁、桔梗（炒令深黄色）各500克，白扁豆（姜汁浸，去皮，微炒）750克，白茯苓、人参（去芦）、甘草（炒）、白术、山药各1000克。

上药共为细末。每服6克，大枣汤调下。小儿量岁数酌减。

伴口燥咽干，气短乏力者，加天花粉、芍药、五味子、黄精；夹有湿邪者，加苍术、厚朴、防风；脘腹胀满者，加木香、枳壳。

### 4. 四神丸

原方载于《证治准绳》，治脾胃虚弱，大便不实，饮食不思，或泄泻腹痛等证。主要用于脾肾阳虚引起的五更泻。

肉豆蔻二两，补骨脂四两，五味子二两，吴茱萸（浸，炒）一两。

上为末，生姜八两，红枣一百枚，煮熟取枣肉和末丸，如桐子大。每服五七十丸，空心或食前白汤送下。

久泻不止者，加赤石脂、乌梅涩肠止泻；纳呆腹胀者，加党参、陈皮健脾除胀。

## 【医案】

### 案例1

姚某，男，39岁，于2019年5月18日主因"腹痛腹泻1周，加重2天"就诊。

患者1周前感冒后出现腹痛，痛处不定，伴有腹泻，一日4～5次，肛门灼热，粪质为黄色稀便，臭秽，泻后腹痛减轻，自服黄连素及其他止泻药（具体不详）效果不佳，特来就诊。舌质红，苔黄，脉弦。中医诊断为泄泻，病机乃表邪入里，协热下利。予葛根芩连汤加减。葛根30g，黄芩15g，黄连15g，炒白芍15g，炙甘草10g。7剂。服后泄泻次数减少，每日2次左右。

### 案例2

王某，女，57岁，于2019年3月17日主因"腹泻1年，加重1个月"就诊。

患者诉1年来每于便前腹痛，急切欲便，泻后腹痛即止。劳累及生气后症状加重。舌质红，苔薄黄，脉弦数。中医诊断为泄泻，证属肝旺脾虚。予痛泻要方加减。炒白术15g，炒芍药15g，炒陈皮10g，防风6g，柴胡15g，枳壳15g，炙甘草10g。14剂。服后症状明显改善，继予痛泻要方合参苓白术散善后。

# 第十七节　呕　血

　　呕血即西医诊断中的上消化道出血，以消化性溃疡出血最多见，其次肝硬化、食管炎、急慢性胃炎、胃黏膜脱垂、胃癌等疾病引起的呕血均可参考呕血的辨证论治。呕血指血由胃来，经呕吐而出，血色鲜红或紫红，常夹有食物残渣，并可伴有大便色黑为主症的病证。多由胃热伤络，肝火犯胃，胃络瘀阻或脾虚失于统摄所致。

【经义】

　　《素问·举痛论》：怒则气逆，甚则呕血。

　　《医碥·吐血》：吐血即呕血。旧分无声曰吐，有声曰呕，不必。

　　《诸病源候论·血病诸候》：上焦有邪则伤诸脏，脏伤血下入于胃，胃得血则闷满气逆，气逆故吐血也。

　　《诸病源候论·虚劳呕血候》：肝伤则血随呕出也，损轻则唾血，伤重则吐血。

　　《济生方·失血论治》：血之妄行也，未有不因热所发，盖血得热则淖溢，血气俱热，血随气上，乃吐衄也。

　　《丹溪心法·吐血》云：阳盛阴虚，故血不得下行，因火炎上之势而上出。

**【论治】**

朱丹溪《丹溪心法》提出以"补阴抑火，使复其位"作为吐血的治疗原则。明代李梴《医学入门·杂病》认为，"血病每以胃药收功，胃气一复，其血自止"，并根据"血随气行，气行则行，气止则止，气温则滑，气寒则凝"的特性，提出"凉血必先清气，知血出某经，即用某经清气之药，气凉则血自归隧。若有瘀血凝滞，又当先去瘀而后调气，则其血立止"的治疗原则。明代缪希雍《先醒斋医学广笔记·吐血》中提出治吐血三要诀"宜行血不宜止血，宜补肝不宜伐肝，宜降气不宜降火"。清代唐容川《血证论·吐血》提出"止血、消瘀、宁血、补虚"四法。

**【备用方】**

1. 泻心汤

本方出自《金匮要略·惊悸吐衄下血胸满瘀血病脉证并治》，为治疗吐血的方剂。原书载："心气不足，吐血、衄血，泻心汤主之。"主要用于邪火内炽，迫血妄行引起的吐血。症见吐血，口舌生疮，心胸烦闷，舌红苔黄等。

大黄二两，黄连一两，黄芩一两。

呕恶者，加代赭石、竹茹；泛酸者，加乌贼骨、瓦楞子；食积者，加山楂、神曲。

2. 化肝煎

本方出自《景岳全书》，由青皮、陈皮、芍药、牡丹皮、栀子、泽泻、贝母组成，主要用于治疗怒气伤肝，气逆动火，胁痛胀满，烦热动血。

嗳气频作者，加沉香、旋覆花；胁痛者，加郁金、柴胡；吞酸者，联合左金丸。

3. 归脾汤

本方出自《济生方》，主治思虑伤脾，发热体倦，失眠少食，怔忡惊悸，自汗盗汗，吐血下血，妇女月经不调，赤白带下，以及虚劳、中风、厥逆、癫狂、眩晕等见有心脾血虚者。用于此处，主要根据中医"脾主统血"理论，通过补脾胃达止血的目的。

白术一钱，当归一钱，白茯苓一钱，黄芪（炒）一钱，龙眼肉一钱，远志一钱，酸枣仁（炒）一钱，木香五分，甘草（炙）三分，人参一钱。

偏脾虚便溏者，加炮姜、制附片；兼肝郁者，加佛手、郁金。

4. 化血丹

本方源自《医学衷中参西录》，主治咳血，吐血，衄血，二便下血。该方的主要特点为酸涩收敛的同时兼有辛散之功，止血不留瘀。

花蕊石三钱，三七二钱，血余一钱。

共研细末，分二次，开水送服。

胃脘刺痛者，加延胡索、乳香、没药；兼气虚者，加党参、黄芪；兼血虚者，加当归、鸡血藤。

5. 茜根散

本方载于《重订严氏济生方》，主治衄血不止，心神烦闷，吐血衄血，错经妄行，并妇人月信不止，阴虚衄血。主要对于阴虚火旺引起的吐血衄血有效。

茜根一两，黄芩一两，阿胶（蛤粉炒）一两，侧柏叶一两，生地黄一两，甘草（炙）半两。

阴虚甚者，加龟甲、玄参；潮热者，加青蒿、地骨皮；盗汗者，加牡蛎、五味子。

**【医案】**

杨某，男，38 岁。于 2018 年 10 月 13 日因"呕血、黑便 3 天"住院治疗，诊断为上消化道出血，经治疗后症状控制，病情基本平稳。期间再次出现一次呕血，量较少，约 3mL。刻诊：面色潮红，时有泛酸烧心，大便偏干，舌质红，苔薄黄，脉滑数。中医诊断为呕血，证属肝旺动血。予化肝煎加减。青皮 10g，陈皮 10g，赤芍 30g，牡丹皮 15g，栀子 12g，泽泻 15g，贝母 15g，煅瓦楞子 30g。7 剂。服后未再出现呕血情况。

# 第十八节 便 血

便血是常见的消化系统症状，各种疾病如食管胃底静脉曲张破裂、胃溃疡、胃癌、结肠癌、溃疡性结肠炎等胃肠道病变均会引起便血。临床表现为在便前或便后出血，或单纯下血，或血与粪便夹杂而下。各种原因，引起火热熏灼或气虚不摄，都会使血液不寻常道，溢于脉外，出现便血。便血根据出血部位可分为近血和远血。在便血急性期，止血为治疗的重点。

【经义】

《灵枢·百病始生》：卒然多食饮，则肠满，起居不节，用力过度，则络脉伤。阳络伤则血外溢，血外溢则衄血，阴络伤则血内溢，血内溢则后血。

《金匮要略·惊悸吐衄下血胸满瘀血病脉证治》：下血，先便后血，此远血也，黄土汤主之；下血，先血后便，此近血也，赤小豆当归散主之；心气不足，吐血、衄血，泻心汤主之。

【论治】

便血可分为远血和近血，这是根据患者的出血部位而言。在便血急性期的治疗中，刘清泉教授认为需分清虚实。实证常见于青壮年，或者初次发病，或便血早期。多因饮食不洁诱发，便血紫暗或者紫黑，或下血鲜红，常伴有胃脘部闷痛，口干口苦，或者口中臭秽，多是由于火热内盛所致。而虚证多见于年老体衰，大病后期，或反复便血不止者，多因为劳累诱发，便血紫暗，持续不愈，时轻时重，脘腹部疼痛隐隐，面色无华，多是由于脾胃虚弱、不能摄血所致。因此辨清虚实为本病的治疗要点。

实证可选用泻心汤进行加减，以黄连、黄芩苦寒泻心火，清邪热；大黄苦寒通降以止其血，使血止而不留瘀。唐容川曰："方名泻心，实则泻胃，胃气下泄，则心火有所消导，而胃中之热气，亦不上壅，斯气顺而血不逆矣。"故为火热旺盛，迫血妄行，而致吐血、便血之良方。

虚证可选用补中益气汤加减。方中黄芪补中益气，升阳固表，故为君药。配伍人参、炙甘草、白术补气健脾为臣药。当归养血和营，协人参、黄芪补气养血；陈皮理气和胃，使诸药补而不滞，共为佐药。少量升麻、柴胡升阳举陷，协助君药以升提下陷之中气，共为佐使。炙甘草调和诸药为使药。多药合用，共奏健脾升阳、补气摄血之效。

【备用方】

1. 泻心汤

本方见第二章第十七节。

2. 补中益气汤

本方见第二章第三节。

【医案】

李某，女，55岁，溃疡性结肠炎患者。春节前乏力甚，自觉濒死感，气短不相接续，疲倦，纳食可，睡眠差，入睡困难，偶腹痛，大便2日一次，干黏，伴黏液，脓血，小便正常。舌暗，紫红，舌体胖大，边有齿痕，中有裂沟，苔薄白，脉滑，脉弱。方用补中益气汤合理阴煎加减，方用：生黄芪 90g，党参 60g，炒白术 15g，当归 15g，陈皮 10g，升麻 6g，柴胡 6g，熟地黄 30g，干姜 15g，炙甘草 10g，红藤 30g，防风 15g。14 剂后大便正常，无黏液，继续门诊随诊治疗。

# 第十九节 淋 证

中医淋证与西医的肾盂肾炎、膀胱炎、前列腺炎、泌尿系感染、泌尿系结石等症状相似。淋,《中医大词典》谓"病名。也称淋证。指小便痛涩,滴沥不尽,常伴见溲行急迫,短数者",临床上以小便频急,解时滴沥涩痛为主要表现。通常发病急骤,小便频急不畅,滴沥涩痛,腹拘急,腰部酸痛,或尿黄浑浊,或见尿血,或尿中可见砂石,或伴恶寒发热、心烦口苦等症状。病久反复,可转为慢性,常伴有低热、腰痛、小腹坠胀、身疲肢倦等症状。

## 【经义】

《素问·六元正纪大论》:凡此阳明司天之政……初之气,地气迁,阴始凝,气始肃,水乃冰,寒雨化。其病中热胀,面目浮肿,善眠,鼽衄,嚏欠,呕,小便黄赤,甚则淋……凡此少阴司天之政……二之气,阳气布,风乃行,春气以正,万物应荣,寒气时至,民乃和。其病淋,目瞑目赤,气郁于上而热。

《素问·六元正纪大论》:热至则身热,吐下霍乱,痈疽疮疡,瞀郁注下,腘瘛肿胀,呕,鼽衄,头痛骨节变,肉痛,血溢血泄,淋闭之病生矣。

《素问·本病论》:厥阴不迁正,即风暄不时,花卉萎瘁,民病淋溲，目系转，转筋喜怒，小便赤……太阴不退位，而取寒暑不时，埃昏布作，湿令不去，民病四肢少力，食饮不下，泄注淋满，足胫寒，阴萎，闭塞，失溺，小便数。

《金匮要略·五脏风寒积聚病脉证并治》：热在上焦者，因咳为肺痿……热在下焦者，则尿血，亦令淋秘不通。

《诸病源候论·淋病诸候》：诸淋者，由肾虚而膀胱热故也。肾虚则小便数，膀胱热则水下涩。数而且涩，则淋沥不宣，故谓之为淋。其状，小便出少起数，小腹弦急，痛引于脐。

《千金要方·淋闭》：热结中焦则为坚，下焦则为溺血，令人淋闭不通。此多是虚损人，服大散，下焦客热所为。亦有自然下焦热者，但自少，可善候之。

## 【论治】

淋证分为急性期和慢性期。《素问·六元正纪大论》载："热至则身热，吐下霍乱，痈疽疮疡，瞀郁注下，胕肿肿胀，呕，衄衊，头痛骨节变，肉痛，血溢血泄，淋闷之病生矣。"《素问·至真要大论》也原则性地提出："诸转反戾，水液混浊，皆属于热。"《诸病源候论·淋病诸候》进一步明确："诸淋者，由肾虚而膀胱热故也。"皆表明淋证的核心病机在于邪热下注，郁闭水道，故淋证急性期以小便频急不畅，滴沥涩痛，腹拘急，腰部酸痛，或尿黄浑浊，或见尿血，或尿中可见砂石，或伴恶寒发热、心烦口苦等为主要表现，舌象可见红舌、黄腻苔，脉见滑数之象。第十版《中医内科学》将淋证进一步依症状分为热淋、石淋、血淋、气淋、膏淋、劳淋，以便于指导临床诊疗。根据淋证成因不同、表现不同，临床治疗核心亦不同。以疼痛为主要表现的热淋，在治疗过程中应以清热通淋为核心治疗思路，常选用方剂有八正散、龙胆泻肝汤等；以尿中有砂石为主要表现的石淋，治疗在清热利湿通利的基础上还应加用排石药物，如海金沙、鸡内金、滑石之类；以血尿为主要表现的血淋，在治疗过程中应加强凉血解毒的力量，常可合用导赤散、小蓟饮子、犀角地黄汤等；以虚劳为主要表现的劳淋，在治疗过程中应加强补益之力，常可合用六君子汤、金匮肾气丸等。

淋证反复发作或治疗不及时导致疾病迁延不愈则有可能转为慢性。《诸病源候论·淋病诸候》指出淋证由"肾虚而膀胱热"导致，《中藏经》将砂石淋的病因归结为"肾气虚弱，贪于女色，闭而不泻，泻而不止，虚伤真气，邪热渐深，结聚成砂。如水煮盐，火大水小，盐渐成石"。《医学入门·淋》云："精败竭者，童男精未盛而御女，老人阴已痿而思色，以降其精，则精不出而内败，茎中涩痛为淋"，并将本病病机概括为"中虚总难利膀胱"，都指出了淋证的根本在于肾气虚弱或脾胃不足，病性属本虚标实，因此在淋证慢性期的治疗当中应当把握住肾精不足、脾胃虚弱的核心。《医宗粹言·淋闭》指出："殊不知邪气蕴结膀胱者，固不可补，若气虚则渗泄之气不行，必须参芪补气，血虚则不得滋润疏通，必须归、地补血。大抵肾虚宜补肾，以四物汤加知柏，或煎下滋肾丸，若气虚于下而不通者，宜补而升之。虽云升补不可独用，而渗利亦不可独行。"故淋证慢性期的治疗当中，若患者仍有湿热表现，余邪未尽，迁延不愈，可选用知柏地黄丸、补脾胃泻阴火升阳汤等；若患者湿热表现不明显，而虚损表现明显，正气不足，可选用补中益气汤、金匮肾气丸等。

然而淋证的治法，素有忌汗、忌补之说，如《金匮要略·消渴小便不利淋病脉证并治》认为"淋家不可发汗"，《丹溪心法·淋》也认为"最不可用补气之药，气得补而愈胀，血得补而愈涩，热得补而愈盛"。故淋证的临床治疗当酌情使用汗、补之法。

**【备用方】**

1. 龙胆泻肝汤

本方出自《太平惠民和剂局方》，本方治肝胆经实火湿热，胁痛耳聋，胆溢口苦，筋痿阴汗，阴肿阴痛，白浊溲血。现用于高血压病、急性结膜炎、急性中耳炎、鼻前庭及外耳道疖肿属于肝胆实火者。亦用于甲状腺功能亢进、急性胆囊炎、尿路感染、急性前列腺炎、外生殖器炎症、急性盆腔炎、带状疱疹等属于肝胆湿热者。

龙胆草（酒炒）、黄芩（炒）、栀子（酒炒、）泽泻、木通、车前子、当归（酒洗）、生地黄（酒炒）、柴胡、甘草（生用）。

2. 八正散

本方出自《太平惠民和剂局方》："治大人、小儿心经邪热，一切蕴毒，咽干口燥，大渴引饮，心忪面热，烦躁不宁，目赤睛疼，唇焦鼻衄，口舌生疮，咽喉肿痛。又治小便赤涩，或癃闭不通，及热淋、血淋，并宜服之。"

车前子、瞿麦、蔚蓄、滑石、栀子仁、炙甘草、木通、大黄。

3. 导赤散

本方出自《太平惠民和剂局方》："治大人、小儿心经内虚，邪热相乘，烦躁闷乱，传流下经，小便赤涩淋涩，脐下满痛。"

生干地黄、木通、甘草（生）各等分。

4. 小蓟饮子

本方出自《济生方》，治疗"下焦热结，尿血成淋"。

生地黄、小蓟、滑石、木通、蒲黄、藕节、淡竹叶、当归、山栀子、炙甘草。

5.知柏地黄丸

本方出自《医宗金鉴》："治两尺脉旺，阴虚火动，午热骨痿。"

知母，黄柏，熟地黄，山茱萸（制），牡丹皮，山药，茯苓，泽泻。

6.金匮肾气丸

本方见第二章第四节。

7.补脾胃泻阴火升阳汤

本方出自《脾胃论》："所以言此者，发明脾胃之病，不可一例而推之，不可一途而取之，欲人知百病皆由脾胃衰而生也，毫厘之失，则灾害立生。假如时在长夏，于长夏之令中立方，谓正当主气衰而客气旺之时也，后之处方者，当从此法，加时令药，名曰补脾胃泻阴火升阳汤。"主治人之四时脾胃不足，阴火上冲之诸症。

柴胡一两五钱，甘草（炙）、黄芪（臣）、苍术（泔浸，去黑皮，切作片子，日曝干，锉碎炒）、羌活以上各一两，升麻八钱，人参（臣）、黄芩以上各七钱，黄连（去须，酒制）五钱（炒，为臣为佐），石膏（少许，长夏微用，过时去之，从权）。

8.补中益气汤

本方见第二章第三节。

【医案】

案例1

陈某，女，30岁，2018年3月6日初诊。主诉尿痛1个月。患者自诉2月初起尿痛，尿色偏深黄，涩痛，劳累、受凉、饮食辛辣则加重。舌淡紫尖红，苔白，脉沉滑。辨病为淋证，辨证为湿热下注。考虑患者女性，平素情志不佳，结合舌脉，湿热辨证明确，治法以清理湿热为核心。处方龙胆泻肝汤加减：龙胆草15g，瞿麦30g，炒栀子10g，黄芩15g，通草6g，泽泻30g，车前草30g，柴胡10g，当归15g，生地黄15g，炙甘草10g，生黄芪30g。7剂后症状较前缓解。

**案例2**

王某，女，62岁，2017年10月10日初诊。患者糖尿病病史10余年，自诉口干口苦，乏力纳少，饮食无味，眠差易醒，行走后足跟乏力，大便正常，小便泡沫。舌暗胖大苔白，脉沉。结合患者舌脉，患者乏力纳少，舌体胖大，脾胃内伤之象明矣，加之糖尿病病史多年，口干口苦，舌色暗红，故辨病为消渴病、淋证，辨证为脾虚湿热证，治当补脾胃升清阳泻阴火。处方以补脾胃泻阴火升阳汤加减：生黄芪60g，党参15g，苍术15g，升麻6g，柴胡30g，羌活6g，黄芩15g，黄连10g，黄柏10g，炙甘草10g，干姜15g，天冬30g。14剂，水煎服。

两周后患者复诊自诉：口苦减轻，右足跟痛，晨起为甚，服药后反胃，纳可，眠浅，二便调。舌淡嫩，苔白腻，脉细数。处方仍以补脾胃泻阴火升阳汤为治疗核心，同时加用干姜、佩兰温中化湿。具体方药如下：生黄芪30g，党参30g，苍术15g，升麻10g，柴胡30g，羌活3g，黄芩10g。黄连10g，黄柏10g，炙甘草10g，干姜10g，佩兰15g。14剂，水煎服。后患者症状好转。

# 第二十节 痹 证

痹证是由风、寒、湿、热等外邪侵袭人体，痹阻经络，气血运行不畅，引起肢体关节、筋骨、肌肉发生疼痛、重着、酸楚、麻木，或关节不利、僵硬、肿大、变形等症状的一类疾病。旧时经典中之"湿痹""历节""风湿""鹤膝风"等皆属痹证。痹证所对应的西医病种较多，凡多种风湿免疫性疾病，如风湿热、类风湿关节炎、强直性脊柱炎、骨关节炎、银屑病性关节炎、痛风性关节炎、系统性红斑狼疮、干燥综合征、系统性硬化症而见类似痹证症状者，皆可参考痹证进行辨证论治。痹证有渐进性或反复发作性的特点，在我国多发于冬春阴雨季节，潮湿和寒冷是重要的诱发因素。经年难除，缠绵不去，甚则日久关节肿大变形，影响生活质量是其治疗难点。痹证之初以邪实为主，病位在肌表、皮内、经络；中后期如若失治、误治，病延日久，正虚邪恋，可呈现虚中夹实的复杂证候。

**【经义】**

《素问·痹论》：风寒湿三气杂至，合而为痹也。其风气胜者为行痹，寒气胜者为痛痹，湿气胜者为着痹也……所谓痹者，各以其时重感于风寒湿之气也。

《金匮要略·痉湿暍病脉证治》：太阳病，关节疼痛而烦，脉沉而细者，此名湿痹。湿痹之候，小便不利，大便反快，但当利其小便。

《诸病源候论·风湿痹候》：风寒湿三气合而为痹。其三气时来，亦有偏多偏少。而风湿之气偏多者，名风湿痹也。人腠理虚者，则由风湿气伤之，搏于血气，血气不行，则不宣，真邪相击，在于肌肉之间，故其肌肤尽痛。然诸阳之经，宣行阳气，通于身体，风湿之气客在肌肤，初始为痹。若伤诸阳之经，阳气行则迟缓，而机关弛纵，筋脉不收摄，故风湿痹而复身体手足不随也。

【论治】

痹证的治疗以祛邪通络为基本原则。痹证多以外邪侵袭与正气不足致病，外邪多为风、寒、湿、热；正气不足多因过劳、病后、产后气血不足等。《金匮要略·痓湿暍病脉证治》认为"此病伤于汗出当风，或久伤取冷所致也"。病久不愈，可见瘀血痰浊痹阻经络，或耗伤气血以致气血亏虚，或由经络病及脏腑，以见脏腑痹。治疗当重祛邪而轻滋补。表里同病，当先解表祛邪。

祛邪可用汗法，方剂可选用麻黄加术汤、麻杏薏甘汤、桂枝附子汤、甘草附子汤、桂枝芍药知母汤等。以麻、桂、姜等宣表发汗以宣散外邪。汗不可过，"若治风湿者，发其汗，但微微似欲出汗者，风湿俱去也"。桂枝芍药知母汤以桂枝汤加桂枝一两、炮附子二枚治肢节疼痛。麻黄、知母、白术，三者利水消肿以祛水湿而治脚肿如脱及头眩短气。麻黄利水消肿，白术既可健脾除湿以绝内湿之源，还可制约麻黄、防风之发散太过。白术与麻黄相配又可同时去除表里之湿，亦如喻嘉言评麻黄加术汤："麻黄得术则虽发汗，不至多汗，术得麻黄，并可行表里之湿"。知母多解读为养阴清热，乃针对风湿化热伤阴而设。然《神农本草经》中载知母可"除邪气，肢体浮肿，下水，补不足，益气"，因此，知母乃下水消肿，兼补不足益气，而非养阴清热。若湿郁久化热，湿热熏蒸，见关节肿痛伴"黄汗出"者，则知母下水消肿清热。加重生姜二两，温散水湿，和胃降逆止呕。防风祛风胜湿，《神农本草经》谓其"味甘，温，无毒。主治大风眩痛，恶风风邪……风行周身，骨节疼痛，烦满"。

祛邪亦可以利小便，方剂可选用麻杏薏甘汤、防己黄芪汤、甘草附子汤。其中麻杏薏甘汤用治实证，防己黄芪汤用治虚证，甘草附子汤用治寒证。叶天士云："通阳不在温，而在利小便"，曹颖甫亦云："但得阳气渐通，而小便自畅"，利小便的目的是"通阳"，恢复人体气化功能，从而祛除湿邪。

痹证若阳气不足者，当注重固护阳气。若肝肾二脏亏损，则正气化源不足，气血不荣，易使风寒湿邪乘虚入侵，以致正邪相争，经络闭塞，故补益肝肾也非常重要。方剂可选用桂枝附子汤、白术附子汤、甘草附子汤、乌头汤、独活寄生汤。

痹证本病虽有正气不足，但治疗本病慎用大剂补益之品，恐有留邪。徐灵胎评《临证指南医案》中载："既知风寒湿为痹，则尽属外邪可知，而用人参及温补之药者，十居二三，恐有留邪之患。"

**【备用方】**

1. 桂枝芍药知母汤

本方为《金匮要略·中风历节病脉证并治》治疗历节之主方，原文云："诸肢节疼痛，身体尪羸，脚肿如脱，头眩短气，温温欲吐，桂枝芍药知母汤主之。"症见关节肿痛、变形，兼以形瘦、头眩短气、烦恼欲吐，舌红，苔腻，脉弦滑。痹证寒湿阻络证治疗可使用此方。

桂枝四两，芍药三两，甘草二两，麻黄二两，生姜五两，白术五两，知母四两，防风四两，附子二枚（炮）。

上九味，以水七升，煮取二升，温服七合，日三服。

针对类风湿关节炎急性发作，桂枝芍药知母汤当重用知母，可用到45g，起到清热解毒的作用。因虽为本虚，但有湿热胶结，知母可清热解毒。

2. 独活寄生汤

本方出自《千金要方》："治腰背痛，独活寄生汤。夫腰背痛者，皆犹肾气虚弱，卧冷湿地当风所得也，不时速治，喜流入脚膝，为偏枯冷痹缓弱疼重，或腰痛挛脚重痹，宜急服此方。"症见病程较长，腰背酸痛、骨节疼痛，劳累或久立后加重，舌淡红，苔白，脉细滑。痹证肝肾亏虚证治疗可使用此方。

独活三两，寄生二两，杜仲二两，牛膝二两，细辛二两，秦艽二两，茯苓二两，桂心二两，防风二两，川芎二两，人参二两，甘草二两，当归二两，干地黄二两，芍药二两。

上十五味，㕮咀，以水一斗，煮取三升，分三服，温身勿冷。风虚下利者，除干地黄。

3. 阳和汤

本方出自《外科证治全生集》，原文云："治鹤膝风，贴骨疽，及一切阴疽。""夫色之不明而散漫者，乃气血两虚也；患之不痛而平塌者。毒痰凝结也。治之之法，非麻黄不能开其腠理，非肉桂、炮姜不能解其寒凝，此三味虽酷暑不可缺一也。腠理一开，寒凝一解，气血乃行，毒亦随之消矣。""此方治阴症，无出其右，用之得当，应手而愈。"症见腰背疼痛，腰膝酸软，肌肉痉挛，舌淡紫，有裂纹或纵行裂沟，苔白，脉沉细。

痹证见精不足阳气亏者可予治疗。

熟地一两，肉桂一钱（去皮，研粉），麻黄五分，鹿角胶三钱，白芥子二钱，姜炭五分，生甘草一钱。

煎服。

阳和汤中常用生麻黄 3g 以宣散气血。熟地黄用以养血填精，可根据舌裂纹深浅调整用量。

4. 身痛逐瘀汤

本方出自《医林改错》，"凡肩痛、臂痛、腰疼、腿疼，或周身疼痛，总名曰痹症。""因不思风寒湿热入皮肤，何处作痛……总滋阴，外受之邪，归于何处？总逐风寒，去湿热，已凝之血，更不能活。如水遇风寒，凝结成冰，冰成风寒已散。明此义，治痹症何难？"症见一身尽痛或局部疼痛者，活动后可缓解，舌暗，苔白，脉弦细。痹证瘀血阻络证可予治疗。

秦艽一钱，川芎二钱，桃仁三钱，红花三钱，甘草二钱，羌活一钱，没药二钱，当归三钱，灵脂（炒）二钱，香附一钱，牛膝三钱，地龙（去土）二钱。

水煎服。

若微热，加苍术、黄柏；若虚弱，量加黄芪一二两。有虚可加黄芪，有热可加知母。

5. 自拟膏方

本方以温补为主。痹证肾精不足，络脉不通证可予治疗。证见周身关节僵硬、冰凉、疼痛，恶风，活动后缓解。舌暗，苔薄，脉沉缓。临床见重度骨质疏松者适宜长期服用以补肾填精，强骨益髓，疏风升阳，通络止痛。

川续断 300g，桑寄生 300g，生山药 500g，熟地黄 500g，当归 500g，川芎 300g，防风 150g，补骨脂 300g，骨碎补

300g，陈皮 60g，阿胶 60g，羌活 30g，女贞子 300g。

**【医案】**

**案例 1 痹证（痛风）急性加重案**

李某，男，50 岁。高尿酸病史多年，平素饮食不节，2018 年 5 月大量进食海鲜啤酒后出现双侧大脚趾剧痛难忍，伴活动受限，查血尿酸 589.7μmol/L，诊断为"痛风"，西药治疗后症状改善不明显。刻下症见：患者双侧大脚趾持续性疼痛，局部发热肿胀，行动不便，拄拐入诊室，体形偏胖，疲乏，纳可，素喜进食寒凉，眠差，疼痛影响睡眠，大便偏稀，日二行。舌淡红，苔白腻，脉沉。诊断为痹证。考虑本患者平素饮食不节，过食海鲜等寒凉食物，导致中焦脾胃阳虚，不能运化水湿，寒湿相搏，阻于经络，不通则痛。查其舌脉，舌淡红，苔白腻，脉沉，为阳虚寒湿闭阻不通之象。投用自拟降尿酸方合桂枝芍药知母汤，意在祛风胜湿，利水消肿，温阳散寒，通络止痛。方用：土茯苓 150g，威灵仙 30g，川草薢 60g，白僵蚕 15g，干姜 30g，制附片 30g，炒白术 60g，桂枝 15g，赤芍 15g，知母 30g，防风 30g，生麻黄 15g，口服。兼以忍冬藤 100g，马齿苋 100g 煮水放凉后加白矾泡洗，结合低嘌呤饮食。3 剂药后双侧大脚趾疼痛明显好转，继服 11 剂后疼痛进一步减轻，无须拄拐行动，继予祛风通络、健脾温阳治疗。

**案例 2 痹证日久缠绵难治案**

周某，女，72 岁。西医诊断膝骨关节病多年。刻下症见：双膝关节疼痛，下蹲后不能站起，腰痛，时有咳嗽，少量黄痰。纳眠可，二便调，舌紫红，苔白腻，脉弦。实验室检查：风湿类指标正常，血沉 78mm/h，C- 反应蛋白 14mg/L。诊断为痹证。考虑本患者年老体虚，阳气衰微，营血不足，寒凝湿滞，以致痹阻于肌肉、筋骨、血脉，而使气血凝滞，痹阻不通，不通则痛。方用：当归30g，丹参60g，乳香6g，没药6g，熟地黄30g，生麻黄3g，鹿角片30g，白芥子9g，生黄芪30g，延胡索30g，炙甘草10g。14剂药后，双膝关节疼痛减轻，下蹲后可缓慢站起，继予温阳补血、散寒通滞、活血祛瘀治疗。

# 第二十一节　痰核（肺结节）

　　结节病是一种原因不明的多系统累及的肉芽肿性疾病，主要侵犯肺和淋巴系统，其次是眼部和皮肤。目前发病机制尚不明确。90% 结节病累及肺脏，肺结节临床表现隐匿，30% ～ 50% 有咳嗽、胸痛、呼吸困难，20% 有气道高反应性或伴喘鸣音。结节病的特点是临床症状较轻而胸部 X 线异常明显。常见的呼吸道症状和体征有咳嗽、无痰或少痰；可有乏力、低热、盗汗、食欲减退、身体消瘦等。病变广泛时可出现胸闷、气急，甚至发绀。肺部体征不明显，部分患者有少量湿啰音或捻发音。中医无肺结节病名，临床多归于"痰核""咳嗽"等病。肺结节即肺中结块，《丹溪心法》云："凡人身上中下有块者多是痰"，故将肺结节归属于痰核。肺为五脏之华盖，具有主气司呼吸、朝百脉而主治节、主气机宣达肃降而助水液运行的功能。若肺气亏损，水湿停滞，则导致痰浊凝聚，发为结节。

【经义】

　　《丹溪心法》：凡人身上中下有块者多是痰。

　　《寿世保元》：痰者，病名也，生于脾胃……有郁于脏腑肢节者，游溢遍身，无所不至……升于肺者，则喘急咳嗽。

**【论治】**

肺结节者可无呼吸相关症状，若急躁易怒，胸胁胀闷，口苦，或情绪低落，善太息，思虑过度，可见舌暗红或淡紫，苔薄白，脉弦滑者，当为气机郁滞。情志为病，忧思气郁，致气机郁结，不能布津，津凝成痰。方剂可选逍遥散、柴胡疏肝散加减。若神疲乏力，声低懒言，稍动即喘，自汗出，或食少纳差，或大便溏泄，舌胖大，有齿痕，苔薄白，脉细弱者，为脾肺气虚。"脾为生痰之源，肺为贮痰之器"，脾虚不能健运水湿，水湿凝聚而成痰，肺气虚不能输布津液，津液停聚成痰。治以培土生金，方剂可选玉屏风散合六君子汤、七味白术散、补中益气汤加减。若潮热盗汗，口渴咽干，身体消瘦，舌红瘦，或有裂纹，苔少，脉细数者，为阴虚发热。肺有调节水液代谢之职，素体阴液亏少，燥热于内，热灼津液而生痰，痰随气升贮积于肺。方用大补阴丸加减。

**【备用方】**

1. 六君子汤

本方见第二章第一节。

2. 补中益气汤

本方见第二章第三节。

3. 柴胡桂枝干姜汤

本方出自《伤寒论·辨太阳病脉证并治》："伤寒五六日，已发汗而复下之，胸胁满，微结，小便不利，渴而不呕，但头汗出，往来寒热，心烦者，此为未解也，柴胡桂枝干姜汤主之。"本方主治肝热脾寒证。肝郁日久化热，脾虚日久伤阳，遂成肝热脾寒之象。用于肺结节之咳嗽咳痰，胸胁疼痛，口苦咽干，心烦易怒，纳差便溏，舌暗红胖，有齿痕，苔薄黄，脉弦细弱。

柴胡半斤，桂枝三两（去皮），干姜二两，瓜蒌根四两，黄芩三两，牡蛎二两（熬），甘草二两（炙）。

【医案】

**案例1**

赵某，男，85岁，肺结节5年。刻下症见：咳嗽，有黏痰，气短，胸闷，右侧胸痛，咽干，眠差，多梦，耳鸣，大便时干，纳可。舌暗苔黄厚，左寸沉，右关弦。考虑患者脾虚痰阻，"脾为生痰之源"，脾虚失运，则水湿停聚生痰，"肺为贮痰之器"，痰浊阻肺，肺失宣降则咳嗽咳痰。故选用六君子汤，旨在健脾化痰止咳，具体如下：清半夏30g，陈皮15g，茯苓30g，党参30g，炒白术30g，柴胡30g，黄芩15g，炙甘草15g。4剂咳减。

**案例2**

李某，女，66岁。2015年体检时查肺X线，示右下肺可疑结节，乳突影？后于某三甲医院查肺CT：双下肺散在微小结节，良性可能性大。现症见：胸闷气短，易生气，目睛见血丝，鼻干，无咳嗽咳痰，时有口干、口苦，头昏，面色萎黄，纳少，食欲欠佳，眠可，小便可，大便近期稍干，1～2日一行。舌暗红，苔白，中多深裂沟，脉沉缓。证属脾虚湿盛，中阳不升。方用七味白术散加减。方药：党参30g，茯苓30g，炒白术15g，木香3g，藿香10g，葛根60g，炙甘草6g，白芥子6g，蔓荆子10g。14剂后诸症缓解。

# 第二十二节 肿 瘤

肿瘤是在正气虚弱的基础上，多种致病因素相互作用，而致脏腑气血阴阳失调，痰、湿、瘀、毒等搏结日久，积渐而成。以体内出现肿块，表面高低不平，坚如岩石，或伴有低热、纳差、乏力、日渐消瘦等脏腑虚衰的表现为特点。肿瘤有良性与恶性之分。恶性肿瘤病情一般严重而复杂，仍是西医学研究的热点和难点之一，早期诊断、早期治疗尤为重要。手术治疗对某些早期恶性肿瘤有较好疗效。

## 【经义】

《灵枢·五变》：人之善病肠中积聚者……皮肤薄而不泽，肉不坚而淖泽，如此，则肠胃恶，恶则邪气留止，积聚乃伤。

《难经·五十六难》：肝之积，名曰肥气，在左胁下，如覆杯，有头足……心之积，名曰伏梁，起脐上，大如臂，上至心下……脾之积，名曰痞气，在胃脘，覆大如盘……肺之积，名曰息贲，在右胁下，覆大如杯……肾之积，名曰贲豚，发于少腹，上至心下，若豚状，或上或下无时。久不已，令人喘逆，骨痿少气。

《仁斋直指附遗方论》：癌者上高下深，岩穴之状，颗颗累垂，毒根深藏，穿孔透里。

**【论治】**

肿瘤的核心病机是正虚邪实，以正虚为本，癌邪炽盛为标。依原发病灶的不同，可分部位论治。中医治疗肿瘤，优势在于肿瘤切除术后的元气恢复，以及减轻放、化疗术后的严重不良反应等。以下试举数例以说明。

肺癌术后，元气耗伤，当守东垣法调补脾胃，从本论治。方剂可选补中益气汤合附子理中汤，大补元气，兼温脾肾。若肺气亏虚，喘促气浮，元气不敛者，用张锡纯"参赭培气汤"法补中培元，降逆平喘。阳气、精血皆亏者，方用阳和汤温阳填精，化痰散结。症见形瘦、面黄、乏力、气短，大便溏泄，舌质淡暗、体胖大，苔白，脉沉细者，是肺病及脾，子盗母气，方剂可选参苓白术散加炮姜，取"理中丸"之义，温运脾阳，培土生金。腹泻止，气血仍亏者，可合当归补血汤（黄芪、当归）气血双补。若见舌苔水滑，脉沉滑，痰湿象显者，可于健脾益气方中合"三生饮"（半夏、南星、附子），以化痰，散结，抗癌。肿瘤复发转移，寒热错杂者，可用乌梅丸方，亦主久利。纳差、恶心呕吐，舌苔腻，脉弦滑者，乃肺胃不降，方选柴平汤和解少阳，降逆止呕；湿象重者，用苏叶黄连饮健脾渗湿和胃。

乳腺癌复发转移，使用化疗药物后，症见面色青黑，舌质暗紫、裂纹，脉细者，血常规白细胞计数减低，是化疗伤阳耗精，血行瘀滞之象，方选阳和汤温散填精。长期服用者，宜合入封髓丹补土伏火，以防温阳填精而致虚火上炎。待面之青黑色见退，舌之裂纹见少，当守方加当归补血汤再进，补益气血。真阴不足者，方选丹溪大补阴丸滋阴填精。凡化疗后，阳气、精血皆易耗伤，治法为益气养血、温阳填精并用，随症加减。

肾癌症见腰痛，面虚浮，下肢水肿，夜尿频数，舌淡暗、脉沉者，乃肾阳虚弱，气化不利，当从本论治，方剂可选济生肾气丸，温肾利水。伴见肢体厥冷者，为肾病及脾，脾阳不足，加干姜以温运脾阳。待阳气通达后，可予补中益气汤合附子理中丸补脾气温脾阳，从后天之本论治。扶正固本之余，亦当注重祛邪外出。癌邪炽盛者，可合用《医宗金鉴》颠倒散加味（大黄、硫黄、雄黄）以攻邪拔毒蚀恶疮，作散剂缓服以抗癌。

膀胱癌症见尿频急而痛，尿中带血，舌体暗红、苔黄厚腻者，为湿热毒邪蕴郁下焦，方选龙胆泻肝汤清热利湿、凉血解毒为主以治标，黑地黄丸补气燥湿、养血填精为辅以治本。可加琥珀粉为治疗小便刺痛尿中带血之特效药，仙鹤草补虚止血以抗癌。待黄腻苔褪尽后，须用补中益气汤合平胃散补益元气、健脾燥湿以固本。膀胱属下焦，邪盛之势已减，气血不和者，可用少腹逐瘀汤理下焦气血。尿路刺激征消失，然尿常规潜血阳性者，当从本论治，方选大补阴丸养血填精以治本，合猪苓汤育阴利水止血以治标。

骨肉瘤术后，伤口不适、疼痛，舌淡嫩、苔少白腻者，为气血两伤，方剂可选六君子汤、补中益气汤、附子理中汤、当归补血汤，以健脾温阳补血。仙鹤草一味大剂量使用，取其补虚抗癌之效；红花散瘀，功在活血定痛；金毛狗脊补脾肾，强腰脊，壮筋骨。若肢体僵硬疼痛者，为寒邪痹阻，重用干姜、川芎、红藤等，可收温阳活血、通络止痛之功。项背拘急疼痛者，加葛根一味解肌止痛。寒邪极盛者，可予术附汤（加川乌）以增强温通止痛之力。久病入络，可加土鳖虫搜剔通络，散结止痛，水蛭活血通络以止痛。痛势仍剧者，可合乌头汤方，此仍以温阳通痹为大法。

**【备用方】**

1. 参赭培气汤

本方出自张锡纯《医学衷中参西录》，原方本为治噎食方，以"中气不旺，胃气不能息息下降"为特点。

潞党参六钱，天门冬四钱，生赭石（轧细）八钱，清半夏三钱，淡苁蓉四钱，知母五钱，当归身三钱，柿霜饼五钱（服药后含化徐徐咽之）。

以本方化裁，常用于肺癌术后喘促的治疗，痰黏难咳者，用牛蒡子、山药以养肺阴而利咽喉，原书云"牛蒡子、山药并用最善"。

2. 阳和汤

本方见第二章第二十节。

3. 三生饮

本方出自《太平惠民和剂局方》，主治"卒中，昏不知人，口眼㖞斜，半身不遂，痰气上壅，咽喉作声，或六脉沉伏，或指下浮盛；兼治痰厥气厥，及气虚眩晕"。

生南星一两，木香一分，生川乌半两，生附子半两。

4. 封髓丹

本方出自郑钦安《医理真传》，功在纳气归肾，补中伏火以封髓。

黄柏一两，砂仁七钱，炙甘草三钱。

# 第三章　危重病

# 第一节 意识障碍

意识障碍包括"意识内容障碍"和"觉醒障碍"两个方面。在急性传染性或感染性疾病的中毒反应过程中，肺性脑病、心脑缺血综合征、肝性脑病、酸中毒、尿毒症、药物和食物中毒等出现意识障碍者，可归为广义昏迷的范畴，此为脑上行激活系统或大脑皮质由于结构或生理损伤引起的严重而持续的功能障碍。中医称之为"神昏"。临床多表现为意识模糊、精神错乱、谵妄状态（意识内容障碍），或嗜睡、昏睡、意识丧失（觉醒障碍）等，是急诊常遇到的急危重症之一。

【经义】

《许叔微医案》：神昏，如睡，多困，谵语，不得眠。

《伤寒明理论》：真气混乱，神识不清，神昏不知所以然。

【论治】

意识障碍的治疗首要审标本。多种危重病发展过程中可伴见神昏，神昏为标，原发病为本。祛除病因，可以治本而缓其标急之危。如腑实燥结之神昏，其病机为邪热与胃肠糟粕互结，导致实热上扰而致，用承气汤类方（桃核承气汤、大承气汤等）通腑泻实，腑气一通，则神昏必解。

其次是辨闭脱。闭证常见于温热类疾病，症见高热神昏，烦躁谵语等，若烦渴不解，夜寐不宁，或见斑疹隐隐，舌质红绛而干，甚至色紫者，属热入营血之证，方选清营汤清心凉营开窍；或犀角地黄汤清热凉血解毒，配合温病"三宝"（安宫牛黄丸、紫雪散、至宝丹）送服，醒脑静注射液静滴以清热解毒，醒神开窍。症见神昏谵语，躁扰不宁，或日晡潮热，腹满拘急，按之坚硬，舌苔苍老焦躁、起芒刺者，属热结胃肠之证，治宜大承气汤通腑泄热；或其人如狂、少腹急结者，用桃核承气汤清热逐瘀，一泻而愈。症见神志呆痴，时昏时醒，咳逆喘促，痰涎壅盛，舌苔厚腻、脉滑者，属痰浊蒙窍之证，治以菖蒲郁金汤豁痰开窍，送服苏合香丸。症见突然昏倒，不省人事，牙关紧闭，口噤不开，大小便闭，肢体强痉，舌苔黄而少津，脉弦滑数者，用羚羊角汤清肝息风开窍，羚羊角粉 0.3 ～ 0.6g/ 日冲服，取羚羊角清、透之性。

脱证常见于各种危重病，如休克、多脏器功能衰竭等，症见神昏，汗出，面红身热，手足尚温，唇舌干红，脉虚数者，属亡阴证，用生脉散救阴以敛阳；症见神昏，目合口开，息微肢厥，大汗淋漓，面色苍白，二便失禁，唇舌淡润，甚则青紫，脉微欲绝者，属亡阳证，治以参附汤回阳救逆。

## 【备用方】

1. 安宫牛黄丸

本方出自吴鞠通《温病条辨》，主治神昏谵语，温热邪气内陷心包之证。

牛黄、郁金、犀角（用代用品）、黄连、朱砂、山栀、雄黄、黄芩各一两，梅片、麝香各二钱五分，珍珠五钱，金箔。

上为极细末，炼老蜜为丸，每丸一钱，金箔为衣，蜡护。脉虚者人参汤下，脉实者银花、薄荷汤下，每服一丸。

2. 紫雪散

本方出自《外台秘要》，主治温热病，热邪内陷心包，热盛动风证。

石膏、寒水石、滑石、磁石各三斤，犀角（用代用品）屑、羚羊角屑、沉香、青木香各五两，玄参、升麻各一斤，甘草（炙）八两，丁香一两，芒硝（制）十斤，硝石（精制）四升，麝香五分，朱砂三两，黄金一百两。

以水一斛，先煮五种金石药，得四斗，去滓后，内八物，煮取一斗五升，去滓，取硝石四升，芒硝亦可，用朴硝精者十斤投汁中，微炭火上煮，柳木篦搅勿住手，有七升，投在木盆中，半日欲凝，内成研朱砂三两，细研麝香五分，内中搅调，寒之二日成霜雪紫色。病人强壮者，一服二分，当利热毒；老弱人或热毒微者，一服一分，以意节之。

3. 至宝丹

本方出自《太平惠民和剂局方》，主治中暑、中风及温病痰热内闭心包证。

生乌犀屑、朱砂（研飞）、雄黄（研飞）、生玳瑁屑（研）、琥珀（研）各一两，麝香（研）、龙脑（研）各一分，金箔（半入药，半为衣）、银箔（研）各五十片，牛黄（研）半两，安息香一两半（为末，以无灰酒搅澄飞过，滤去沙土，约得净数一两，慢火熬成膏）。

将生犀、玳瑁为细末，入余药研匀，将安息香膏重汤煮，凝成后，入诸药中和搜成剂，盛不津器中，并旋圆如桐子大，用人参汤化下三丸至五丸。每两岁儿服二丸，人参汤化下。

4. 犀角地黄汤

本方出自《备急千金要方》，主治"伤寒及温病应发汗而不汗之内蓄血及鼻衄，吐血不尽，内余瘀血，大便黑，面黄"，为"消瘀血方"。

犀角一两（用代用品），生地黄八两，芍药三两，牡丹皮二两。

上药四味，㕮咀，以水九升，煮取三升，分三服。

**5. 大承气汤**

本方见第二章第十五节。

**6. 桃核承气汤**

本方出自《伤寒论·辨太阳病脉证并治》，主治"热结膀胱，其人如狂""但少腹急结者"。

桃仁五十个（去皮尖），大黄四两，桂枝二两（去皮），甘草二两（炙），芒硝二两。

上五味，以水七升，煮取二升半，去滓，内芒硝，更上火微沸，下火，先食温服五合，日三服，当微利。

**7. 生脉散**

本方出自张元素《医学启源》，原书载本方"补肺中元气不足"，《成方便读》云："方中但以人参保肺气，麦冬保肺阴，五味以敛其耗散"。

人参、麦冬各三钱，五味子十五粒。

水煎服。

**8. 参附汤**

本方见第一章第二节。

# 第二节　呼吸衰竭

　　呼吸衰竭指各种原因引起的肺通气和（或）换气功能严重障碍，导致低氧血症伴（或不伴）高碳酸血症，进而引起一系列病理生理改变的临床综合征。其中，急性肺损伤（ALI）是急性呼吸衰竭最常见的原因，急性呼吸窘迫综合征（ARDS）是其进展的结果，两者共同的病理基础是肺泡－毛细血管损伤，通透性增加，肺泡表面活性物质破坏，透明膜形成和肺泡萎陷，造成通气血流比例失调，肺内分流增加，肺顺应性降低，产生以进行性低氧血症和呼吸窘迫为特征的临床表现。ARDS最常见的病因是脓毒症，以肺部和腹腔感染最多见。临床表现为突然出现的剧烈喘息，张口抬肩，不能平卧，甚则四肢厥冷，大汗淋漓等，可归属于中医"暴喘""喘脱"范畴。

【经义】

　　《素问·举痛论》：劳则喘息汗出，外内皆越，故气耗矣。

　　《素问·逆调论》：夫不得卧，卧则喘者，是水气之客也。

　　《中藏经》：不病而暴喘促者死。

【论治】

　　呼吸衰竭首当分虚实。实喘者呼吸深长有余，呼出为快，气粗声高，伴有痰鸣咳嗽，脉数有力，病势急；虚喘者呼吸短促难续，深吸为快，气怯声低，少有痰鸣咳嗽，脉微弱或浮大中空，病势缓，时轻时重，遇劳则甚。根据 ARDS 的发病机制及临床表现，可依以下几法对其进行中医辨证论治：

1. 宣肺清热利水法

肺失宣降，通调失职，气化失司，则精微失布，水液运行障碍，水聚成痰、成饮或水泛为肿，导致"湿肺"的形成，临床选用麻黄汤、葶苈大枣泻肺汤。若外邪入里化热，痰热壅肺，可选用麻杏石甘汤。

2. 宣肺兼通里攻下法

邪热下移于大肠，阳明腑实，大便不通，极易导致肺失宣降而使肺脏损伤。故用宣肺通里攻下法，宣上清下，临床选用宣白承气汤、大小承气汤、大小陷胸汤、清开灵注射液等。若兼有热毒壅盛，枢机不利，可选大柴胡汤，以达燮里透表、宣肺解毒、通下里实之功。

3. 活血化瘀解毒法

肺失治节，通调失职，气血津液运行输布障碍，病理产物日益蓄积，其结果是正虚邪盛，恶性循环，内环境紊乱，全身多脏腑受累，从而出现瘀热互结，瘀毒内阻。临床选用血府逐瘀汤、血必净注射液。

4. 益气扶正法

在 ARDS 的转归中，肺气虚弱，肺不主气是关键。近年来王今达教授提出危重患者（急性循环、呼吸、营养衰竭）属于"急性虚证"范畴，充分说明了对危重患者进行扶正治疗的重要性。根据中医辨证选方用药，扶正固本，可在短期内使"急性虚证"逆转，达到益气补阳、益气固脱或养阴生津的作用。临床常用参附注射液、黄芪注射液、生脉注射液、补中益气汤等。

呼吸机作为强有力的呼吸支持治疗手段，临床已得到广泛运用。从中医角度理解，呼吸机是补气升清、回阳救逆的，属益气扶正法范畴，是超强的补中益气汤，峻补宗气，暂时维持患者的生命体征。后期可用补中益气汤等中药治疗，恢复宗气贯心脉而司呼吸的功能，逐渐调整呼吸机支持力度，直至脱机。

**【备用方】**

1. 麻黄汤

本方见第一章第七节。

2. 葶苈大枣泻肺汤

本方见第二章第一节。

3. 麻杏石甘汤

本方见第一章第一节。

4. 宣白承气汤

本方出自吴鞠通《温病条辨·中焦》，主治"喘促不宁，痰涎壅滞，右寸实大，肺气不降者"。

生石膏五钱，生大黄三钱，杏仁粉二钱，瓜蒌皮一钱五分。

水五杯，煮取二杯，先服一杯，不知，再服。

5. 血府逐瘀汤

本方出自清代医家王清任《医林改错》，主治"胸中血府血瘀"之证，后世多用治气滞血瘀之证。心衰气滞血瘀，症见心悸、气短，面色晦暗，口唇、爪甲青紫，心前区憋闷刺痛，颈脉怒张，舌质紫暗，苔腻，脉沉涩或结代者，可用本方。

当归三钱，生地三钱，桃仁四钱，红花三钱，枳壳二钱，赤芍二钱，柴胡一钱，甘草一钱，桔梗一钱半，川芎一钱半，牛膝三钱。

　水煎服。

　6. 补中益气汤

　本方见第二章第三节。

# 第三节 心力衰竭

心力衰竭指心体受损，脏真受伤，心脉"气力衰竭"，无力运血行气所导致的常见危重症。古有"心衰""心水"等名。西医学多指因各种原因引起的急慢性心力衰竭，临床表现为乏力，心悸，气喘，尿少，水肿等。是临床各种心脏疾病的最终归属，以老年人多见，常反复发作。

【经义】

《金匮要略·水气病脉证治》：心水者，其身重而少气，不得卧，烦而躁，其人阴肿。

《医学衷中参西录》：心主脉，爪甲色不华，则心衰矣。

【论治】

心衰病机以阳气虚衰为本，水泛血瘀为标，故常以温阳益气、利水消瘀为治疗大法，方剂可选补中益气汤、苓桂术甘汤、葶苈大枣泻肺汤、真武汤、血府逐瘀汤等加减运用。

阴阳互根，若阳虚日久，必损及阴液，阴阳俱虚者，当选用益气养阴法阴阳并补，使阳生阴长，正气恢复。肺、脾、肾三脏阳气不足，水液代谢输布失常，可致痰饮、水肿症状，同时还可出现口干舌燥等津液不足之症。因此在治疗中应掌握温、润方药的配合，注重温阳利水法、育阴利水法的交互运用，使温阳之品不伤阴，育阴之剂不助水湿，是提高疗效的关键。

　　外邪羁留，非祛邪不足以安正。外邪往往导致心衰加重和难愈。重度心衰患者合并肺部感染，因正气虚极，难与邪争，虽有外邪，常无明显寒热、咳嗽痰多等邪实征象，应细心审证，如咳虽不甚而气逆憋闷，痰虽少而质黏色黄难咳，或听诊肺部湿啰音难以用心衰本身解释者，均可作外邪羁留之佐证。治疗应当注意祛邪利肺，邪不甚者，可于扶正方中酌选宣肺、清肺化痰之品；如正虽虚，而外邪为主，可将扶正药如独参汤等仅用一二味另煎，送服葶苈子或甘遂末 3g，每日 2～3 次，另用汤剂以祛邪利肺为主；或先祛其邪，后固其本，改善心衰症状。此即《素问·标本病传论》言："病发而不足，标而本之，先治其标，后治其本。"

　　精髓亏耗，不填精髓则无以化生阳气。心衰虽以阳气虚衰为多，但若阳损及阴，伤精耗髓，或本有阴精亏损，复加阳气虚衰，表现全身重度浮肿及腹水难消，小便量少，腰脊背痛，舌淡红或光红无苔，脉沉细，检查提示低蛋白血症者，可配用填精补髓法，以左归丸为主，选加紫河车、鹿角片（胶）、阿胶、龟甲等血肉有情之品，辅以鲤鱼汤等食疗，治疗后随低蛋白血症纠正而水肿得以消退，心衰随之改善。有两点值得注意，一是填精要适当配合温肾药，如鹿角片、淫羊藿之属；二是注意健运脾气，不可使中焦呆滞，常配伍枳术丸，大剂量白术健脾、通利水道。

【备用方】

1. 补中益气汤

本方见第二章第三节。

2.苓桂术甘汤

本方见第二章第六节。

3.葶苈大枣泻肺汤

本方见第二章第一节。

常与益气温阳方合用，增强利水之功。

4.真武汤

本方出自《伤寒论》，主治"其人仍发热，心下悸，头眩，身𥆧动，振振欲擗地""腹痛，小便不利，四肢沉重疼痛……其人或咳，或小便利，或下利，或呕"等。心衰阳虚水泛，症见面色虚浮，四末不温，下肢水肿，舌淡胖、齿痕，苔水滑，脉沉弦或沉弱者，可用本方。

茯苓、芍药、生姜（切）各三两，白术二两，附子一枚（炮，去皮，破八片）。

上五味，以水八升，煮取三升，去滓，温服七合，日三服。

常加入红参，乃"参附汤"之义，益气温阳固脱，兼以利水。

5.血府逐瘀汤

本方见第三章第二节。

# 第四节　胃肠衰竭

胃肠功能衰竭可归属中医胃痛、腹痛、痞满、呃逆、呕吐、泄泻等，是指人体在受到严重感染、大失血、严重创伤等刺激下胃肠道出现的一系列应激性反应，临床表现为腹痛、腹胀、腹泻、呕吐、大量胃储留等。胃肠功能完全瘫痪导致药物吸收困难是本病治疗的难点，因腹胀较常见，故本节只探讨腹胀，即中医痞满证。

【经义】

《伤寒论·辨太阳病脉证并治》：满而不痛者，此为痞。

《景岳全书·痞满》：痞者，痞塞不开之谓；满者，胀满不行之谓。盖满则近胀，而痞则不必胀也……凡有邪有滞而痞者，实痞也，无物无滞而痞者，虚痞也。有胀有痛而满者，实满也；无胀无痛而满者，虚满也。实痞实满者，可消可散，虚痞虚满者，非大加温补不可。

《伤寒论·辨太阳病脉证并治》：胃中不和，心下痞硬，干噫食臭。

【论治】

胃肠功能衰竭之痞满证多在重症加强护理病房（ICU）常见，是患者重病、久病之后出现的症候，病机虚实互存，以脾胃虚弱为本，并在不同阶段存在湿邪、阳明腑实证。

本病初起可表现为阳明腑实证——食之不下，腹部膨隆，触诊偏硬，大便不通，失气不排，舌红苔黄脉沉，当治以通腑泄浊，方用大承气汤。大承气汤出自《伤寒论》，治疗阳明腑实重症。"六腑以通为用"，若有燥屎内结，非此方攻下不可。《温病条辨》载："承气者，承胃气也……曰大承气者，合四药而观之，可谓无坚不破，无微不入，故曰大也。"方中大黄为君药，泄热通便，荡涤实热；芒硝软坚散结，并助大黄泄热通便，是为臣药；枳实、厚朴破气消痞，下气除满，共为佐使。大承气汤去芒硝名小承气汤，轻下热结，治疗阳明腑实轻症；去枳实、厚朴加甘草，名调胃承气汤，缓下热结。

病程后期脾虚逐渐显露出来，加上长期应用性味寒凉的抗生素、鼻饲肥甘厚腻的肠内营养，更伤脾胃，化生湿邪。患者常伴便秘或泻下不止、大便臭秽，舌淡苔黄腻，脉弱，此时体弱不耐攻伐，应健脾化湿，脾胃健运，湿邪自除。方药可选藿朴夏苓汤，是清代名医石寿棠自创的治疗湿邪为患的名方。前症中舌苔虽黄腻却不可认为是湿热，只因舌淡、脉细弱，脾虚无疑，苔黄是湿郁而化热，如健脾除湿，则黄苔自化。

**【备用方】**

1. 大承气汤

本方见第二章第十五节。

喘者加杏仁、石膏、瓜蒌，宣白承气汤之意。

2. 小承气汤

本方出自《伤寒论·辨阳明病脉证并治》，治疗阳明腑实轻症，原文云："阳明病，谵语，发潮热，脉滑而疾者，小承气汤主之。"阳明腑实轻症可用此方，症状以"痞满实"为主，并无燥屎内结，故去芒硝，且枳实、厚朴用量均减。

大黄四两（酒洗），厚朴二两（去皮，炙），枳实三枚大者（炙）。

### 3. 藿朴夏苓汤

本方由《感证辑要》引自《医原》，脾胃湿热兼有表证可用此方，表现为身热恶寒，肢体困倦，不思饮食，胸闷口腻，舌苔薄白，脉濡缓。

藿香二钱，川朴一钱，姜半夏一钱半，赤苓三钱，杏仁三钱，生苡仁四钱，白蔻仁一钱，猪苓三钱，淡香豉三钱，泽泻一钱半，通草一钱。

水煎服。

### 4. 平胃散

本方出自《简要济众方》，治疗"胃气不和"。脘腹胀满、不思饮食、倦怠嗜卧，舌苔白腻而厚，脉缓者适用本方，是治疗湿滞脾胃的基础方。

苍术（去黑皮，捣为粗末，炒黄色）四两，厚朴（去粗皮，涂生姜汁，炙令香熟）三两，陈橘皮（洗令净，焙干）二两，甘草（炙黄）一两。

上为散。每服二钱，水一中盏，加生姜二片，大枣二枚，同煎至六分，去滓，食前温服。

湿邪难化者可加少量麻黄，即苍麻丸之意。

**【医案】**

荣某，男，36岁。颈椎外伤后高位截瘫，于ICU卧床已一年余，置入胃管进行肠内营养，长期腹胀，无自主排便、排气功能，每日依赖甘油灌肠、肛管排气，间断腹泻，泻后胀不减。刻下症见：腹胀如鼓，腹中雷鸣，一日排胶冻样大便数次，舌淡，苔黄厚腻，脉细弱。本病中医诊断为腹胀、泄泻，久病虚实互存，考虑患者长期应用的肠内营养液过于肥甘厚腻，加之苔厚腻，故予藿朴夏苓汤、平胃散先治其标，意在芳香化浊，健脾渗湿。方用藿香15g（后下），厚朴30g，葛根30g，防风30g，清半夏15g，茯苓60g，橘红30g，苍术60g，生白术30g，泽泻30g，猪苓30g，肉桂10g，炙甘草15g。7剂后患者腹胀、腹泻大减，排泄物夹杂粪质，腻苔变薄且松散。

# 第五节　肝脏衰竭

肝脏衰竭是由各种原因造成肝细胞大量坏死，导致肝脏功能发生严重障碍或失代偿，进而出现以凝血机制障碍和黄疸、肝性脑病、腹水，甚至肝性脑病等为主要表现的一组临床症候群。临床分为四类，有极度乏力、严重消化道症状（腹胀、呕吐等）、黄疸、出血等共同临床特点，可对应中医虚劳、臌胀、呕吐、黄疸、呕血、便血。本病病情进展迅速，治疗难度大、费用昂贵，预后较差。因黄疸较为常见，故本节只讨论黄疸。

**【经义】**

《素问·平人气象论》：溺黄赤，安卧者，黄疸……目黄者，曰黄疸。

《诸病源候论·急黄候》：脾胃有热，谷气郁蒸，因为热毒所加，故卒然发黄，心满气喘，命在顷刻，故云急黄也。有得病即身体面目发黄者，有初不知是黄，死后乃身面黄者。

《类证治裁·黄疸》：阴黄系脾脏寒湿不运，与胆液浸淫，外渍肌肤，则发而为黄。

**【论治】**

黄疸分为阳黄、急黄和阴黄。阳黄黄色鲜明，发病急，病程短，常有身热、口干苦、苔黄腻、脉弦数等症状；阳黄重症称之为急黄，多由湿热内陷心包所致，病情急骤，可兼神昏、发斑、出血等危重症候。阳黄当治以清热除湿退黄，常用方药有茵陈蒿汤；若病情严重见到血热、失血及神昏之急黄证，当治以凉血祛瘀，常用方药有犀角散，神昏则加安宫牛黄丸、至宝丹、紫雪散等。近代名医柴浩然先生曾治疗一位急性肝坏死的16岁学生，诊治时患者神昏，时而狂躁，皮肤黄染，尿黄便闭，予安宫牛黄丸一日三丸鼻饲，合宣清导浊汤，加减治疗3日后神志逐渐转清。阴黄色黄如烟熏，病程长，病势缓慢，常有乏力、纳少、舌淡脉弱等表现。或因寒湿中阻，或为阳黄日久，湿热化寒转为寒湿，使脾阳受损，发为阴黄，当治以温化寒湿，方药以茵陈术附汤为代表，慢性肝功能衰竭常属此证。

应当注意，若患者肝移植术后发生肝功能恢复不良、黄疸，虽虚象明显，不能用参类，恐骤然扶正而增强免疫排斥反应。

**【备用方】**

1. 茵陈蒿汤

本方在《伤寒论》及《金匮要略》均有记载。《伤寒论·辨阳明病脉证并治》载："伤寒七八日，身黄如橘子色，小便不利，腹微满者，茵陈蒿汤主之。"《金匮要略·黄疸病脉证并治》载："谷疸之为病，寒热不食，食即头眩，心胸不安，久久发黄为谷疸，茵陈蒿汤主之。"阳黄，证见发热、口渴、腹微满、便秘，舌红苔黄腻，脉数有力，可用此方。

茵陈六两，栀子十四枚，大黄二两。

上三味，以水一斗二升，先煮茵陈，减六升，内二味，煮取三升，去滓，分三服。

2. 茵陈五苓散

本方出自《金匮要略·黄疸病脉证并治》："黄疸病，茵陈五苓散主之。"湿热黄疸，湿重于热，小便不利，腹胀或便溏，苔厚腻微黄，脉象濡数者可用。

茵陈蒿末十分，五苓散五分。

上二物合，先食，饮方寸匕，日三服。

### 3. 犀角散

本方出自《奇效良方》，治疗急黄，证见肤色如黄金，高热口渴，胁痛腹满，神昏谵语，或见出血，舌质红绛，苔黄而燥，脉弦滑数。

犀角屑（用代用品）二钱，石膏二钱，羌活（去芦）一钱半，羚羊角一钱半，人参五分，甘菊花五分，独活（去芦）五分，黄芩五分，天麻五分，枳壳（去穰，麸炒）五分，当归（去芦）五分，黄芪（去芦）五分，芎䓖五分，白术五分，酸枣仁五分，防风五分，白芷五分，甘草三分。

每服四钱，用水一中盏，入生姜半分，煎至五分，去滓，入竹沥一合，更煎一二沸，不拘时服。

### 4. 茵陈术附汤

本方出自《医学心悟》，治疗阴黄，色黄如烟熏，神疲乏力，肢冷畏寒，舌淡脉弱。

茵陈一钱，白术二钱，附子五分，干姜五分，甘草（炙）一钱，肉桂（去皮）三分。

虚证明显者加用红参。

# 第六节　肾脏衰竭

　　肾脏衰竭是各种原因导致的肾脏功能渐进性不可逆性减退，直至功能丧失所出现的一系列症状和代谢紊乱所组成的临床综合征，肾功能衰竭的终末期即尿毒症。根据病程长短可分为慢性肾功能衰竭、急性肾功能衰竭，临床可表现为少尿甚至无尿、水肿、贫血、喘憋等，可对应中医癃闭、水肿、虚劳、喘证、悬饮。肾衰竭需要规律行肾脏替代治疗，晚期造成多系统功能受累，难以治愈，因最常表现为少尿甚至无尿，因此本章重点探讨此类小便不利。

【经义】

　　《灵枢经》：肾病，少腹腰脊痛，胻酸，三日背胂筋痛，小便闭。三日腹胀……三日不已死。

　　《景岳全书·癃闭》：小水不通是为癃闭，此最危最急症也。水道不通，则上侵脾胃而为胀，外侵肌肉而为肿，泛及中焦则为呕，再及上焦则为喘。数日不通，则奔迫难堪，必致危殆。

　　《证治汇补·癃闭·附关格》：既关且格，必小便不通，旦夕之间，徒增呕恶；此因浊邪壅塞三焦，正气不得升降，所以关应下而小便闭，格应上而生吐呕，阴阳闭绝，一日即死，最为危候。

## 【论治】

肾衰竭可分为急性肾衰竭及慢性肾衰竭。

急性肾衰竭表现为几小时或几天之内出现的小便量少，点滴而出，甚则闭塞不通，或伴有水肿、喘促等症候，病势较急，病程较短；病机复杂，虚实互存，既可有元阳暴脱、肾阳虚衰，又可有肺热壅盛、腑气不通，或气血逆乱、瘀血阻络等。

ICU 急性肾衰多见于休克患者，表现为神识昏蒙、四肢厥逆、脉微细弱，元阳暴脱是其常见病因，方可用真武汤加减口服，结合降氮汤灌肠。真武汤出自《伤寒论》，是温阳利水的代表方，以小便不利、肢体沉重或浮肿、苔白脉沉为辨证要点。原书附子为君药，剂量为 1 枚，大者 20～30g，超过《中华人民共和国药典》2020 年版规定的安全剂量 15g，但肾脏气化功能已衰竭，非大剂量附子不可温化水饮。善用温阳药的医家代表为李可先生，李老尊张仲景原方，认为汉代一两为现代 15g，其真武汤中附子用量达 30g 甚至更多，可在炮制、配伍、煎服等方面减制附子毒性。岳美中先生曾用此方加减治疗一例术后低血压导致的急性无尿患者，用以回阳利尿，二剂后排尿自如。除口服外，还可用降氮汤灌肠进行通腑降浊解毒。

慢性肾衰竭表现为数月或数年之内逐渐出现小便量少，甚则无尿，病势较缓，病程较长，病机以虚证为主，多为脾气不升、肾阳衰惫、膀胱气化无力。表现为小便不通或点滴而出，面色黧黑，精神怯弱，畏寒肢冷，腰膝酸软，伴或不伴下肢、眼睑水肿，治当以扶正为主，温肾健脾。方剂可选用济生肾气丸、温脾汤。济生肾气丸是在金匮肾气丸基础上加入车前子、牛膝而成，增加利小便之功。岳美中先生曾用济生肾气丸治愈数例慢性肾脏病之小便不利、腰重脚肿、腹胀喘急，但胃肠功能健全，无下利及呕吐症。其熟地黄用量为 120g，茯苓 90g，附子 9g，余各 30g，炼蜜为丸，每服 80 丸，空心服。此方可治本，但遇外感或他病，则应先治其标，待症状缓解后再服用此方。温脾汤有很多出处，本节的温脾汤出自《汤头歌诀详解》，用以治疗脾阳不足、寒积中阻导致的，以腹痛、便秘、手足不温等为特点的冷秘，但临床常将附子用量加大，以增加温肾散寒、温阳化气之功，故可治疗脾肾阳虚之水肿，虽不能逆转肾脏衰竭，但可改善透析患者生活质量，减轻水肿，延长透析间隔。

**【备用方】**

1. 真武汤

本方见第三章第三节。

胃气虚弱者合六君子汤，元气亏虚者加红参、生黄芪。

2. 降氮汤

生大黄 30g，桂枝 30g，生牡蛎 30g，地榆炭 60g，蒲公英 30g。

浓煎 100mL，直肠点滴，日行一次。

3. 济生肾气丸

附子（炮）二枚，白茯苓、泽泻、山茱萸（取肉）、山药（炒）、车前子（酒蒸）、牡丹皮（去木）各一两，官桂（不见火）、川牛膝（去芦，酒浸）、熟地黄各半两。

上为细末，炼蜜为丸，如梧桐子大，每服七十丸。

腰部冷痛可加补骨脂。

4. 温脾汤

本方出自《汤头歌诀详解》。温脾汤是四逆汤（姜、附、草）加人参、当归、大黄、芒硝四药所组成。四逆汤功能温脾祛寒，加大黄、芒硝，是取其泻下除积，加人参、当归，是取其益气养血。由于四逆性属温热，可以改变硝、黄苦寒之性，所以本方功专驱逐寒积，属于温下的范畴。假使热实里结，津伤便秘，当用寒下剂，而绝非此方所宜。本方是治疗脾肾阳虚之方，慢性肾脏衰竭，腰膝酸软、下肢怕冷、大便不通、小便不利者可选用本方。

大黄五两，当归三两，干姜三两，附子一两，人参一两，芒硝一两，甘草一两。

上七味，以水七升，煮取三升，分服，一日三次。

若脾虚明显者，可加入四君子汤、六君子汤；若阳虚明显者，加大附子、干姜用量；气虚重者，人参改为红参。

**【医案】**

白某，女，76岁。因高血压导致慢性肾功能不全，长期腹膜透析，其爱人亦为尿毒症患者需长期透析，二老跟随刘清泉教授诊治近十年，主方都是温脾汤。白某面色萎黄，下肢水肿，午后甚，舌淡胖瘀暗，苔薄白，脉沉弱结。患者久病，脾肾阳虚不运，水湿浊邪内阻，渐成肾衰之症，予温脾汤加减，温运脾阳，渗利水湿。方用：制附片30g，干姜30g，炒白术30g，党参30g，炙甘草10g，生大黄15g，生黄芪120g，当归20g，茯苓100g，桂枝15g，泽兰30g。14剂，浓煎100mL。若无外感或其他突发疾病，均以此方加减治本。后逐渐增加制附片至60g，干姜60g，或合当归补血汤，或合三才封髓丹，或加麻黄3g以提壶揭盖。经数月调治后患者每日尿量可达1000mL左右，虽仍需规律透析，但不询问病史，则与普通老人无异。二老现仍坚持服用汤药。

# 第七节　弥散性血管内凝血

弥散性血管内凝血（DIC）临床表现多样，可归属中医斑疹、便血、衄血等以出血为主的疾患，或喘脱、水肿、黄疸等脏腑功能衰竭类疾患，亦或厥证、脱证等危重症候。DIC 是一种临床病理综合征，在 ICU 较常见，其发生、发展机理十分复杂，可由严重感染、肿瘤、外科手术、生产等引起出凝血功能异常，血栓与出血并存，临床表现为出血、脏器功能障碍、休克等，需进行器官支持治疗及血浆成分输注，其临床表现繁多且病情危重，治疗尤为困难。皮下出血在 DIC 患者中最常见，因此本节只讨论皮下出血，即中医"斑疹"。

【经义】

《温热经纬·叶香岩外感温热篇》：斑疹皆是邪气外露之象，发出宜神情清爽，为外解里和之意。如斑疹出而昏者，正不胜邪，内陷为患，或胃津内涸之故。

《温热论》：斑属血者恒多，疹属气者不少。

《温病条辨》：斑乃纯赤，或大片，为肌肉之病……疹系红点高起，麻、瘄、痧皆一类，系血络中病。

【论治】

出血斑疹原因大致有三种。一是血热妄行，血得热则加速，冲破血管而溢于体外，此为阳斑，可表现为全身发热不显，多有五心烦热，出血色红鲜绛，舌绛，不寐或少睡，颧红面赤，脉细数。此类最常见，当治以凉血祛瘀，方剂可选用犀角地黄汤。犀角地黄汤出自《小品方》，原书记载："伤寒及温病应发汗而不汗之，内蓄血者，及鼻衄，吐血不尽，内余瘀血，面黄，大便黑，消瘀血方。"方中苦咸寒之犀角（用代用品）为君，凉血清心解热毒，又可止血，正如叶天士所说"入血就恐耗血动血，直须凉血散血"。清代温病大家吴鞠通根据此方化裁出清营汤，治疗热入营分证，仍以犀角（用代用品）为君。《删补名医方论》云："热伤阳络则吐衄；热伤阴络则下血，是汤治热伤也。故用犀角（用代用品）清心去火之本，生地凉血以生新血，白芍敛血止血妄行，丹皮破血以逐其瘀。此方虽曰清火，而实滋阴；虽曰止血，而实去瘀。瘀去新生，阴滋火息，可为探本穷源之法也。"二书皆认为犀角地黄汤可凉血止血，祛瘀生新，治疗 DIC 的出血与血栓并存恰如其分。近代名医柴浩然先生曾用此方治疗一例严重便血、腹痛、下肢紫斑累累、舌红绛之过敏性紫癜患者，犀角（用代用品）用至 9g，2 剂显效。现代因犀牛属保护动物，故多用水牛角代替。

二是阳虚、气虚或气阳两虚，不能固摄血液，致使血离脉道，流溢于体外而出血，此为阴斑。阳虚者常见一派阴寒症状，表现为肢冷唇青，出血晦暗，恶风怕冷，脉沉细而迟。当治以温阳摄血，方剂可选用黄土汤。《金匮要略·惊悸吐衄下血胸满瘀血病脉证并治》载："下血，先便后血，此远血也，黄土汤主之。"选用温阳摄血的灶心黄土为君，不仅可治便血，凡阳虚不固之出血均可应用。气虚者常以虚为主，寒象不明显，表现为唇舌淡白，面色不华，出血色淡，脉虚大或见外强中空之革脉，舌苔光滑或苔厚。方剂可用归脾汤，其中生黄芪用量可达 60～120g，概因"有形之血不能速生，无形之气所当急固"。气阳两虚则兼见虚寒两方面症状。

三是瘀血内停，脉道瘀塞，迫使血液改道，成为离经之血，泛滥外溢而致出血，亦属于阴斑。临床可见一派瘀血症状，如血色晦暗，局部刺痛，唇舌青紫，块痛拒按，胸胁烦满，脉细涩等，可选抵挡汤。抵挡汤出自《金匮要略》，由水蛭、虻虫、桃仁、大黄组成，其祛瘀力量甚强，且善祛久瘀。

需要注意的是，阳虚型出血虽用温热补气药理所当然，但也应慎用，"血得温则行，得寒则凝"，故温热药需经炒炭，减少温燥助火的不良反应。

**【备用方】**

1. 犀角地黄汤

本方见第三章第一节。

若见蓄血、精神症状，邪热与瘀血互结，可加大黄、黄芩清热逐瘀，凉血散瘀；若夹肝郁者，加黄芩、柴胡、栀子清泻肝火；治热迫血溢者，加白茅根、侧柏炭、小蓟等增加凉血止血之功。

2. 黄连解毒汤

本方出自《肘后备急方》。本方苦寒直折，是清热解毒的基本方，治疗三焦火毒证，证见烦躁咽干，吐血、衄血，舌红苔黄，脉数有力。汪昂曰："然非实热不可轻投"，可见其清热力量之强。

黄连三两，黄芩二两，黄柏二两，栀子十四枚。

上四味切，以水六升，煮取二升，分二服。

出血重者，酌加玄参、生地黄、牡丹皮清热凉血；发黄者，加茵陈、大黄以清热退黄。

3. 黄土汤

本方见第一章第四节。

出血多者加三七、白及止血，气虚重者加人参益气摄血。

4. 归脾汤

本方见第二章第十七节。

5. 补中益气汤

本方见第二章第三节。

6. 抵挡汤

出自《金匮要略》："太阳病，身黄，脉沉结，少腹硬，小便不利者，为无血也，小便自利，其人如狂者，血证谛也，抵挡汤主之。"尤在泾曰："瘀热在里者，其血难动，故须峻药以破固结之势也。"抵挡汤以破血逐瘀而止血，其瘀血在里日久，甚则出现精神症状，普通药物难以奏效，非用善破血逐瘀之水蛭、虻虫，荡涤血热之大黄、桃仁不可。

水蛭三十个（熬），虻虫三十枚（熬，去翅足），桃仁二十个（去皮尖），大黄三两（酒浸）。

上四味，为末，以水五升，煮取三升，去滓，温服一升。